文成天縱

李鴻濤 主編

中醫古籍稀見稿抄本輯刊

ZHONGYI GUJI XIJIAN GAO-CHAOBEN JIKAN

48

广西师范大学出版社
GUANGXI NORMAL UNIVERSITY PRESS
·桂林·

第四十八册目録

二銘書屋醫案不分卷

不著撰者

清錫之氏抄本

二銘書屋醫案不分卷

本書爲中醫眼科醫案。不著撰者。以脉案式書寫，上册卷首繪有面部五經所屬之圖，下册卷首繪有左右兩目五輪圖，兩册共收録了胞腫、凹障、内障、外障、赤障、頭痛、頭風、元虛、瞳大、瞳小、瞳淡、被傷、起珠、白珠、蟹珠、眥赤、沿癢、沿爛十八類眼科病證。目録中載録之胬肉、雲翳、久翳、星泛四篇已佚。每案詳其症狀、病機、治法與方藥。從本書所載治驗醫案可以看出，作者的臨證水準較高，書中的醫方療效較好，本書除靈活運用眼科常用藥物草决明、石决明、白蒺藜、木賊、夏枯草、密蒙花外，其辨治特色重在養血疏風。

二銘書屋醫案 人

錫之氏手抄

面部五經所屬之圖

靈樞經曰鼻者肺之官目者肝之官口脣者脾之官舌者心之官耳者腎之官

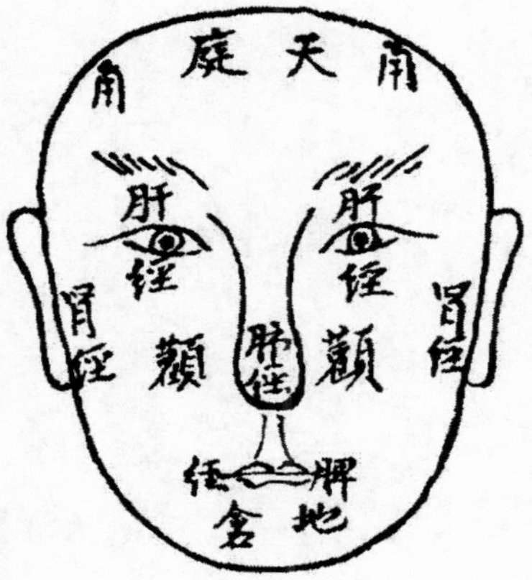

經絡氣血皆上於面而走空竅其精陽氣上走於目而為睛其別氣走於耳而為聽其宗氣上出於鼻而為臭其濁氣出於胃走脣口而為味

胞腫
凹浮
內浮
外浮
赤浮
頭痛
頭風
元虛

瞳大
瞳小
瞳淡
被傷
起珠
白珠
蟹珠
眥赤

沿癢
沿爛
努肉
雲翳
久翳
星泛

沈 左

右目胞瞼沿爛多眵舌黄而乾脉弦数右濡细体质素虚弱
易罹症以清利分滲之餘諸恙且置緩圖

小川連 四分　炒黄芩 錢半　木猪苓 三錢　製香附 三錢
荆芥穗 錢半　荷梗 丰　冬桑叶 丰　焦建曲 三錢
製朴絲 七分　廣陳皮 千　米皮卷 [illegible]　忍冬花 錢半

加 青菊叶 廿片　六月十八日

復診

沈 左

右目胞瞼沿爛似乎稍減畏明多眵舌黄口渴腹膨肌消遍
身瘡瘍近乎中消之稱脉沈细而数所謂病實脉虚勢頗綣
纏豈可輕視耶

小川朴 七分　瓜蔞仁 三錢　丹皮 三錢　炙青蒿 錢半
生石膏 三錢　肥知母 三錢　地骨皮 三錢　左秦艽 錢半

川石斛 三 新会皮 一五 木猪苓 三 滑石 四
加 側柏叶 一五 炒扁豆 三 七月初三日

高右 風瘟邪乘陽明左目胞腫如桃作痛不已按脉寸关而浮大
不拘勢雖淺恙岂可輕視耶急宜和解暢肺爲要策
炒归尾 三 木賊草 半 炒黄芩 一五 桑白皮 四
小川朴 七分 荆芥 一五 白蒺藜 三 堤滑石 四
玉桔梗 八分 黑山栀 三 炒車前 四 赤苓 三
加 生甘草 八分 杭甘菊 一五 四月初十日

複診

高右 疊投和解之劑而左目胞腫略減惟大眥壅吳疵膚漏睛淚
此濃瘰雖易治之根也按脉浮大此邪乘未清不可輕視耶
慎之〻〻高明

炒歸尾 三　鮮石斛打 三　瓜蔞仁 三　炒車前 四
荊芥 錢　白蒺藜 三　炒黃芩 錢　黑山梔 三
小川朴 八　赤苓 三　塊滑石 四　忍冬花 三
加　生甘草 八　陳皮 木　四月十八日

周 左
兩目胞腫如桃作痛難忍淚如濃漿而脈遲細乃風毒乘之
勢甚猛淺不可忽視擬從暢肺解毒為要
生麻黃 八　荊芥 錢　炒車前 四　木通 錢
大赤芍 三　黃芩 錢　玉桔梗 廿　桑皮 四
生軍 三　滑石 四　白蒺藜 三　萹蓄 錢
加　生甘草梢 廿　二月二十日

周 左　復診
兩目胞腫已退赤障稍減畏風多淚而脈尚右白此風邪未
尚佳

清丹守前法加味

製軍四 荊芥錢 赤芍三 玉桔梗八分

牛蒡子三 羌活半 車前四 童木通錢

大赤芍三 黃芩錢 滑石三 陳皮半

加 生甘草梢八分 二月廿二日

友進 見風火交熾上旋頭目胞腫作痛形寒鼻塞清寢失司脈浮數

以肅金疏泄風邪

老蘇梗半 廣藿梗半 廣皮半 滑石米四

荊芥錢 光杏仁三 赤芍三 連翹殼三

薄荷末八分 炒歸尾三 元參三 白苑仁八分

加 玉桔梗八分 蔓荊子三 七月廿四日

友樵兄 目赤鼻塞諸恙皆減惟脉數依然左弦木火內寄仍照前法

加味

荊芥穗 錢　冬青葉 錢　赤芍 三　白蒺藜 三

酒炒當歸 三　廣藿梗 半　元參 錢　苦丁茶 半

細生地 四　光杏仁 三　連翹 三　炒車前 四

加　杭甘菊 錢　炒丹皮 三　七月廿七日

呂左 目赤腫復發痛甚胬肉眵粘脉弦遲係體虛易感風邪古賦

根黃扶遏之藏

老蘇梗 三　法半夏 錢　白蒺藜 三　黑元參 三

前胡 三　荊芥 三　川鬱金 錢　焦山梔 三

焦白朮 錢　防風 三　炙桔花 三　淡子芩 錢

加　白荳蔻 外　杭甘菊 錢　十一月廿七日

胞腫 三

後診

呂左 目赤腫頗減惟視尚畏明脈息仍覺弦遲再与前法

前胡 三　防風 錢三　製香附 三　黑元參 三
法半夏 錢　荊芥 三　白蒺藜 三　炒車前 四
焦白术 錢　川鬱金 錢　炙桔梗 三　淡子芩 錢

加　白蓋翘 廿下　杭甘菊 錢　十一月廿九日

池左 目腫作痛眵粘舌白尖紅脈弦大此因有外感肺有鬱火然
不輕宜清解上焦

薄荷 半　桑白皮 三　淨連翹 三　淡子芩 錢
前胡 三　光杏仁 三　黑元參 三　衣薏仁皮 三
炒歸尾 錢　焦山栀 三　湖丹皮 三　川鬱金 錢

加　炒車前 四　杭甘菊 錢　三月廿七日

復診

池左 目赤腫雖減視物畏明眵粘脈弦大舌黄仍從前意

前胡 二 薄荷 半 淡子芩 钱半 連翹 三

防風 二 冬桑叶 钱半 肥知母 二 焦梔 三

荆芥 钱半 湖丹皮 二 辰薏仁 三 元参 二

加 白荳蔻 八分 川鬱金 钱半 四月初二日

復診

池左 目赤腫皆減惟視物畏明宜從肺肝調理冀可復光為幸

細生地 四 湖丹皮 二 灰桔花 二 連翹 三

煅石決 半 黑元參 二 炒車前 四 焦梔 三

冬桑叶 钱半 肥知母 二 白蒺藜 三 望月砂 三

加 淨鈎下 三 杭甘菊 钱半 四月立夜日

胞腫 四

徐 右

前投清瀉陽明未泄再守和降法未識要否兩目赤腫風水二輪翳佈未減勢恐損瞳之患豈可藐視耳

煨葛根 半　柴胡 八分　羚羊片 錢　炒歸尾 三
荊芥 錢　楮實子 三　黑元參 三　木賊草 半
酒炒防風 三　煅石決 錢半　炒車前 錢半　炒黃芩 錢

王 右

風寒濕三氣鬱於陽明陂目腫赤淚泌濃漿所由陂也以理中焦兼以疏絡為宰

加 青龍衣(青鱗九先吞兩次下) 三　黑山梔 三　二月十八日

炒小朴 八分　蔓荊子 八分　塊滑石 錢半　新會皮 錢
煨葛根 半　青防風 三　晚蠶沙 三　杏仁 三
荊芥 錢　香白芷 八分　炒子芩 錢　稀薟草 三

加 白葱頭(連根) 三个 〥〡〤〢

張 右 目眥紅腫作痛風热所致

青葙卞 赤芍 二 黑山梔 三 茺蔚子 二

荊芥 为 炒淡芩 为 淨連翹 三 赤苓 二

防風 二 湖丹皮 二 蔓荊子 三 桑白皮 二

加 杭甘菊 为 三月十七日

戴 左 風邪血热目腫赤痛流淚脉象弦数宜清洩之

前胡 荊芥 黑元參 桑白皮

炒歸尾 防風 黑山梔 蟬衣

赤芍 蔓荊子 川鬱金 淡子芩

加 草决明 白池菊 五月十九日

朱 右 血凝氣滯以致兩目胞突寬縱眥紅赤痛按脉弦数宜從活

血清热

胞

胜

五

酒炒当归 三　荆芥 钱　滑石 四钱　茺蔚子 三
粉丹皮 三　云苓 三　陈皮 半　川芎 四分
大赤芍 三　枳壳 半　炒山栀 三　细生地 四钱
加　杭甘菊 钱　八月廿六日

李 左
两目壅眶纳减风轮翳佈散而脉遅细乃寒鬱少阳未清
中焦氣滞再守前剂加味為要
软柴胡 八分　薄荷尖 八分　白蒺藜 三　白荳蔻 四分
炒黄芩 钱　荆芥 钱　广陈皮 半　淮建[illegible] 三
小川[illegible]朴 八分　赤芍 三　淮枳壳 半　木通 半
加　白池菊 钱　五月初九日

趙 右
营阴不足邪鬱肝经目眶推雲白障犯風偏左寒热口苦脉
象弦细症非善款

炒柴胡 四分 赤白芍 三 荊芥 钱半 黑天麻 三
川芎 钱半 淡子芩 钱半 防風 三 川柴胡 钱半
全當歸 三 秦艽 钱半 蔓荊子 三 夜桔花 三
加 冬桑叶 钱半 杭甘菊 钱半 十月初一日

顧 左

寒襲於肺風邪外感寒熱不解脘悶氣怯現發目脛氣痛作脹脉浮大勿輕視之

紫蘇叶 半 防風 三 製朴 半 法半夏 钱半
薄荷尖 卞 赤芍 三 光杏仁 三 淮山梔 三
荊芥 钱半 前胡 三 廣橘皮 半 炒黄芩 钱半
加 蔓荊子 三 冬桑叶 钱半 四月初四日

趙 右

風毒綿延目胞浮脛潰爛甚風作痒勢頗淹纏難許脱根

煨葛根 卞 蔓荊子 三 淮山梔 三 炒子芩 钱半

胞 脛 六

荊芥 錢半 蔓荊子 三 連翹 三 製朴屑 八分

防風 三 粉丹皮 三 滑石 四 廣陳皮 半

加 生甘草 八分 稀薟草 三 四月初八日

王 右 邪不外達寒熱頗也目腫赤多淚勢尚能輕再守前法

前胡 半 淨鈎鈎 四 炒子芩 錢半 煨葛根 七分

薄荷 八分 粉丹皮 三 赤苓 三 焦枳殼 半

冬桑叶 錢半 光杏仁 三 廣藿梗 錢半 黑山梔 三

加 草決明 三 淨蟬衣 八分 十一月十七日

吳 右 風邪內蘊左目泛腫畏明多眵脉浮姑治宜疏泄風邪

荊芥 錢半 白蒺藜 三 桑白皮 三 炒歸尾 三

羌活 八分 焦山梔 三 木通 錢半 焦枳殼 半

薄荷葉 八分 光杏仁 三 連翹 三 淡子芩 錢半

陸

右 目赤脛作痛多眵宜理風热　加 木賊草 半　白地菊 钱　三月二十日

荊芥 钱　炒子芩 钱　净連翹 三　夏枯花 三

薄荷 卜　湖丹皮 三　黑山梔 三　秦艽 钱

防風 三　黑元參 三　炒歸尾 钱　川萆薢 钱

顧

右 目赤脛作痛多眵微似清疎　加 草决明 三　三月廿八日

炒柴胡 卜　湖丹皮 三　赤芍 三　蔓荊子 三

左秦艽 钱　茺蔚子 三　蟬衣 卜　川萆薢 钱

炒歸尾 钱　荊芥 钱　草决明 三

錢

右 風热上感目赤紅脛眵粘昏眊宜理太陰陽風　加 杭甘菊 钱　正月初九日

肫 脏

七

薄荷 半　赤芍 三　光杏仁 三　茺蔚子 三
前胡 三　防風 三　黑山栀 三　夏枯花 三
荆芥 钱　湖丹皮 钱　桑白皮 三　黑元参 三

徐 右

客邪蘊于太少二陽所致右目從眦胬肉高突畏明作痛脉
象遲細擬從和解
加 生甘草 半　白池菊 钱　十月望日
軟柴胡 尔　酒炒當歸 三　陳皮 半　白芥子 卅
小川芎 卞　蔓荆子 三　蒺藜 三　净蝉衣 卞
肥玉竹 三　光杏仁 三　車前 吋　杭甘菊 钱
加 炮姜炭 卟　白荳蔻 卟　午月初八日

倪 左

目眦紅甚眼瘴之勢先理新邪兼其勢熱爲率
青防風 三　湖丹皮 三　焦米仁 吋　帶皮苓 吋

荆芥〤　白蒺藜三　黑山栀三　天花粉三
細生地〤　淡子芩〤　净連翘三　光杏仁三

周右　風替陽明致目脆泛脏淚多大眥潰膿脈浮數勢恐輕視防
成漏睛慎之
加　製天虫三　十二月十二日

炒小朴半　薄荷梗半　焦枳殼半　陳皮半
老蘇梗〤　廣藿香〤　荆芥〤　生香附三
青防風三　白蒺藜三　光杏仁三　炙白芷下
加　鮮荷叶邊一枚　八月廿七日

楊右　形痛目赤脏白睛纏起脈浮右濡風邪挾濕之症
薄荷半　法半夏〤　光杏仁三　蔓荆子三
荆芥〤　廣陳皮半　進枳殼半　赤苓三

脆　胜　八

防風三　土桔梗八　鮮衣七卜　桑白皮三

徐左

寒熱頭痛目赤脞作痛多淚脈浮緊風邪犯肺擬以辛散

加仁　白池菊二　　三月十四日

薄荷半　荊芥二　光杏仁三　炒歸尾二

防風三　桑白皮三　蔓荊子三　鮮衣七卜

前胡三　法半夏二　赤芍三　進枳殼半

加仁　川茯苓三　杭甘菊二　九月初六日

王右

右目大眥壅脞漏睛瘡堅硬作痛脈象細數營陰不足虛熱內熾勢極深纏不易消去也

細生地四　白蒺藜三　茯神三　黑元參三

湖丹皮二　連翹三　地骨皮三　冬桑葉二

川石斛三　進山梔三　嫩白薇二

徐 右

風熱乘陽明目眶紅腫起瘰作癢擬以清洩之

薄荷 半　塊滑石 四錢　連翹 三　炒子芩 錢半

防風 三　赤苓皮 四錢　山梔 三　桑白皮 三

晚蠶沙 三　丹皮 三　金銀花 三　白池菊 錢半

加 生甘草 五分　午月十二日

郎 左

目腫如桃淚如濃漿脉弦遲治在太陽之明

前胡 三　炒建曲 三　炒枳殼 一錢　薄荷 錢半

防風 三　廣陳皮 一錢　淡芩 錢半　山梔 三

廣藿 錢半　白姜蠶 三　杭甘菊 錢半　望月沙 三

加 鮮芦根 一兩 煎湯代水　桂月十二日

沈 右

風寒外侵目腫星泛寒熱舌膩脉遲細宜疏洩之

加 葱白 連根 三寸　枳殼 五分　九月初四日

胞瞼

九

老蘇梗 錢 法半夏 錢 防風 三 荆芥 錢
製朴絲 半 光杏仁 三 廣藿 錢 廣皮 半
前胡 三 炒桑叶 錢 製香附 三 鮮荷葉
加 白荳殼 八分 杭甘菊 錢 閏月十七日

彭 左 暑風外感溫邪鬱蒸陽明脈濡數右細目眭瞼翻淚如濃漿
勢屬重症
製川朴 半 赤苓 三 塊滑石 四 焦山梔 三
淡黃芩 錢 金銀花 三 肥知母 三 廣藿 錢
陳丹皮 三 生甘草 八分 川萆薢 錢 草決明 三
加 白地骨 錢 六月廿日

汪 左 目眥赤脹腫痛昏眊脈象弦數舌絳苔黃木火上感以平肝
為主

羚羊片 钱 淡子芩 钱 炒車前 四 川郁金 钱
小生地 四 桑白皮 三 焦山栀 三 夏枯花 三
湖丹皮 三 黑元参 三 净連翘 三 煨石决 两
加 杭甘菊 钱 鲜竹叶 十片 正月初四日
朱 右 两目眶胝赤痛作痒多眵畏风流泪脉弦数风邪血热所致
前胡 三 细生地 四 川郁金 钱 秦艽 钱
荆芥 三 薄荷 半 夏枯花 三 黑山栀 三
防风 三 湖丹皮 钱 炒淡芩 钱 元参 三

陳 右 右目之胝作赤风在阳明乘之脉浮数以清疏泄热
加 晚蚕沙 三 杭甘菊 钱 三月初九日
酒炒当归 三 川羌活 半 白蒺藜 三 薄荷尖 半
荆芥 钱 左秦艽 钱 炒黄芩 钱 黑山栀 三

胝·脏

十

防風 三　炙白芷 卞　小川芎 半　晚蚕沙 三

加 稀薟草 三

三月初七日

石 右目赤四隅而視糢糊擬以清理兔拟不易痊愈

小生地四錢　黑元參三　淮山栀三
白蒺藜去刺　三　細木通八分　炒煅車前四錢　甘杭菊八分
湖丹皮三　煅石決一兩　桑白皮三　蟬衣七分

加　蕤仁三　六月初四

唐 右目赤多淚水輪四隅而視畏明肺鬱肝陰豐虛體質不易痊愈

炒柴胡五分　白蒺藜三　東白芍三　川石斛三
小川芎八分　荊芥八分　直枳殼一錢　蕤仁三
全當歸酒炒　三　製香附三　煅石決一兩　夜明砂包　三

加　杭甘菊八分　新正月廿一日

沈 左 形風淚目赤四隅作痛肺伏太陽少陽勢屬非淺

四隅一

炒柴胡 半 荊芥 錢 杜白芷 下 廣陳皮 一

川羌活 下 桑白皮 三 塊滑石 四 法半夏 錢

薄荷 七下 川芎 錢 炒黃芩 錢 全當歸 三

加 決明子 三 杭甘菊 錢 八月初七日

朱 右 頭痛目赤，四條畏風多淚，濕郁化熱，擬以清降

龍胆草 下 炒車前 四 桑白皮 三 蟬衣 七下

細生地 四 塊滑石 四 木賊草 錢 黑梔 三

炒淡芩 錢 細木通 錢 豬苓 錢三 廣皮 一

加 草決明 三 杭甘菊 錢 閏月廿三日

李 左 疊投滋腎之劑，兩瞳四條減去五六分矣，症乃損乎風水二

此水下 輪，難許全功

元未了

炒归身 三 免丝子 三 楮实子 三 决明子 三

大生地 半 茯神 三 炒車前 四 蜜蒙花 四

加 真滁菊 本 龜板膠 三 二月百花誕日

四 條 二

錢右　肝腎兩虧，目不赤痛而視糢糊，瞳神内隱，脉弦細，勢屬失光
二診
製首烏 四　覆盆子 三　炙龜板 四　赤白芍 三
甘枸杞 二　懷山藥 二　潼沙苑 三　白蒺藜 三
炒歸身 二　大生地 三　炙甘草 八分　秦艽 二
加 杭甘菊 二 七月廿一日

錢右　視物稍明，脉象弦細，仍從滋養肝腎二經，冀其目光漸復為要
復診
卒
製首烏 四　小胡麻 三　潼沙苑 三　赤白芍 三
炒歸身 二　野料豆 四　炙龜板 四　白蒺藜 去刺 三
甘枸杞 二　大生地 四　覆盆子 三　秦艽 二
内障 一

錢 右（復診） 久視仍覺瑩光脈象弦細氣陰兩虧肝陽上擾惟有滋養一
法勢極淹纏之症

潞黨參 三　甘枸杞（鹽水炒） 五　淡天冬 三　野馬料豆 四
大熟地（鹽水炒） 三　原生地 三　白蒺藜 三　女貞子 三
炒歸身 五　東白芍 三　麥冬（去心） 三　煅石決 八

加 杭甘菊 五

七月廿四日

加 鉤鉤（後入） 三

七月廿七日

錢 右 復診 肝陰暗耗內風旋動所以風牽目視無光刻現雖覺稍緩但
脈象弦細急切不易霍愈

潞黨參 三　東白芍 三　淡天冬 三　野馬料豆 四
大熟地（鹽水炒） 四　炒歸身 五　麥冬（去心） 三　女貞子 三

原生地 四　甘枸杞 五　白蒺藜 三　鉤藤 三

唐

右兩瞳已廢泛白內障並息喜得全現再宗王太樸壯水主之　加　真陳阿膠 三　桂月初四日

佐以歛聽平肝宣朦光明

大熟地 三　天门冬 三　北五味 半　甘枸杞 三

活磁石 半　山萸肉 五　文武實 半　決明子 三

炒柴胡 半　土炒白芍 三　覆盆子 三　兔絲子 三

加　夜明砂 三　煅石決 五　七月初九日

太太　精血不足水不制火虛陽易於上越致兩目時赤雲霧內障

是以脈象弦大右濡當扶滋之藏

炒歸身 三　東白芍 三　炙龜板 四　肥玉竹 三

小生地 四　白蒺藜 三　紫丹參 五　淨鉤藤 三

肉桂 二

漫白术 錢　製女貞 四　法半夏 錢　夜明砂 三

加　煅石決 半　杭甘菊 錢　三月初五日

朱左　目珠痛臣內障陸翅視物糢糊此係年高肝腎並虧勢非小

恙

炒柴胡 半　漫白术 錢　白蒺藜 三　製香附 三

川芎 半　防風 錢　蔓荊子 三　鉤〻 三

全當歸 三　東白芍 三　製首烏 四　煅石決 半

加　炙甘草 半　杭甘菊 錢　正月初二日

丁右　兩瞳內障右目橫翳而視糢糊此屬肺肝二經勢防纏綿非

易霍然

酒炒當歸 三　川芎 半　淨蘇木 半　炒車前 四

肥玉竹 三　茯苓 三　荊芥 錢　白杏仁 三

炒柴胡 八分 甘菊 錢 東白芍 三 茯神 三

加 粉丹皮 三 荳蔻 一 三月廿六日

朱 右 兩眥紅赤氣輪肉隱作痛多淚而脉寸數關弦疏風清金主治

根生地 四 荊芥穗 三 左秦艽 錢 焦枳殼 錢

大赤芍 三 炒山梔 三 炒黃芩 錢 炒車前 四

炒歸尾 錢 白蒺藜 三 粉丹皮 三 天花粉 四

加 生甘草 八分 杭甘菊 錢 四月廿二日

引 陳 三

吴右 頭痛畏風寒熱並作目眶推雲外障赤白膜脉遲細風邪久
襲恐易霍然難許全愈

炒柴胡 八分 製香附 三錢 生白术 錢 鮮衣 半
淨藁本 錢 小川芎 半 廣藿 錢 決明子 四錢
荊芥 錢 蔓荊子 三錢 姜半夏 錢
加 杭甘菊 錢 蔥白頭 連根三寸 桂月初十日

復診

吴左 頭痛寒熱頓減目眶外障畏明邪未盡解赤膜脉遲細依然
仍宗前法加味冀收奏功

炒柴胡 八分 荊芥 錢 酒炒當歸 三錢 製香附 三錢
川羌活 半 川芎 半 生白术 錢 鮮衣 半
淨藁本 錢 蔓荊子 三錢 姜半夏 錢 決明子 四錢

邑右目腫赤努肉推雲外除肩蜜邪替肺勢挺淺恙　　桂月十二日

老蘇梗　三　荊芥　錢　法半夏　錢　白姜蚕　三

前胡　三　防風　三　川朴　錢　元参　三

川羌活　半　蔓荊子　三　白蒺藜　三　光杏仁　三

加　杭甘菊　錢

加　白豆蔻　半　杭甘菊　錢　　二月初四日

復診

邑右蜜熱引痛目脹推雲外除肩經輕

炒柴胡　半　製香附　三　蔓荊子　三　製川朴　下

老蘇梗　三　川芎　半　廣藿香　錢　赤芍　三

全當歸　三　秦艽　錢　蟬衣　半　杭甘菊　錢

加　白蔥頭　連根三寸　　七月廿九日

蔡左 形脹目赤腫努肉推雲外障作痛多淚脉弦是風火上替勢
非輕視

炒歸尾 錢半　湖丹皮 二　川鬱金 錢半　桑白皮 三
細生地 四錢　薄荷（後入） 錢半　度桔花 二　焦山梔 三
前胡 二　防風 二　細木通 錢半　連喬 三
加 草決明 三　炒車前 四錢　十一月廿四

復診
蔡左 形脹目赤努肉外障均得大減再宗前意
細生地 四錢　丹皮 二　川鬱金 錢半　桑白皮（白） 三
炒歸尾 錢半　薄荷（後入） 錢半　細木通 錢半　焦山梔 三
炒淡芩 錢半　防風 二　黑元參 二　連喬 三
加 炒車前 四錢　草決明 三　十一月廿七日
外障　二

徐右 形痛寒熱目赤推雲外障屬風邪自熱延久治難許痊愈

炒柴胡 外 川芎 为 湖丹皮 三 淨蘇木 予

老蘇梗 三 細生地 芊 荊芥 为 川鬱金 半

炒歸尾 为 羌蔚子 三 淨連翹 三 木賊草 半

加 夏枯花 三 草決明 三 三月廿一日

復診

徐右 形痛寒熱目赤推雲外障諸恙皆減視尚畏風仍宗前意加

減冀早奏功

荊芥 为 細生地 芊 川鬱金 半 黑山梔 三

炒歸尾 为 湖丹皮 三 白蒺藜 三 炒決明 为

川芎 为 羌蔚子 三 淨連翹 三 木賊草 半

加 杭甘菊 为 淨蟬衣 七下 三月廿六日

沈右　孔脹目赤腫推雲外障畏風多淚權以疏洩

炒柴胡　八分　秦艽　錢　製香附　三　焙石決　兩

生白朮　錢　全當歸　三　苦桔梗　三　蟬衣　八分

荊芥　錢　白蒺藜　三　川芎　八分　決明子　錢半

加　杭甘菊　錢

二月初四日

復診

沈右　寒熱孔痛目赤推雲外障作痛流淚風邪久襲扶治為患脈遲細勢屬重候

川羌活　八分　荊芥　三　防風　三　密蒙花　三

老蘇梗　三　焦白朮　錢　法半夏　錢　川鬱金　錢

前胡　三　製香附　三　蔓荊子　三　香白芷　八分

加　杭甘菊　錢　白荳蔻　錢半

外障　三

二月二十日

朱右　右目被傷瞳神陡起白珠推雲外障作痛多淚脈弦紧勢虚
　不輕難許全愈
全當歸炒　三　荊芥　五　淨蘇木　八　光杏仁　三
小生地　四　防風　二　焦枳殼　千　木賊草　千
老蘇梗　三　川芎　五　法半夏　五　草決明　三
　加　淨蟬衣　八　杭甘菊　五　二月廿四

復診

朱右　右目被傷瞳神陡起白珠推雲外障作痛依然多淚脈象弦
　勢尚非輕難許痊防變引風
全當歸炒　三　川斷朱　八　淨蘇木　千　法半夏　五
小生地　四　淨末藥　千　白蒺藜　三　蔓荊子　三
小川芎　五　川紅花　八　荊芥　五　淨蟬衣　八

錢右　目眥努肉推雲外障努厚重翳

加　廣陳皮　半　杭甘菊　錢　三月初二日

炒柴胡　八分　赤芍　三　川鬱金　錢　木賊草　錢半

荊芥　錢　羌獨活　三　赤苓　三　草決明　三

炒歸尾　錢　川芎　半　蟬衣　七分　焦山梔　三

加　杭甘菊　錢　四月十二日

復診

錢右　目眥努肉雖減外障依然畏明努肉尚紅腫

炒柴胡　八分　川芎　錢　殭蠶　三　密蒙花　三

焦白朮　錢半　東白芍　三　淨蟬衣　七分　法半夏　錢半

全當歸　三　製香附　三　菟絲子　三　穭豆衣　四錢

加　杭甘菊　錢

外除

四

四月望日

徐右　頭痛偏左目赤腫推雲外障翳瞽不退勢屬重症

炒柴胡 外　防風 三　蔓荊子 三　木賊叶 千
老蘇梗 三　川芎 千　左秦艽 分　淨蟬衣 卡
荊芥 分　生當歸 三　製香附 三　煅石決 八
加　杭甘菊 三　分　炙白芷 卜　九月初七日

復診

徐右　頭痛頓減目赤推雲外障尚未平復再宗前法

炒柴胡 外　法半夏 分　炙白芷 卜　淨蘇木 半
生當歸 三　防風 三　炒黃芩 分　川紅花 外
川芎 分　荊芥 分　製香附 三　木賊叶 千
加　煅石決 八　杭甘菊 分　九月十二日

尤左　暑濕內蘊外來風襲之趨頭痛推雲外障淚多脉遲細舌黃

謹防變蟹珠恐失明之慮

老蘇梗 錢　白杏仁 三　全當歸 三　防風 三

製朴 下　廣皮 半　蔓荊子 三　法半夏 錢

廣藿梗 錢　川貝母 錢　槐滑石（鮮荷叶包）四　白池菊 錢

加　白荳蔻 外　正月廿三日

朱右

目赤經久胞腫推雲外障痠痛寒熱淚如膿濃此係寒濕之邪潛伏少陽陽明脈象遲細舌白根黃膩延成重症防失明之慮

炒柴胡 半　川芎 錢　製香附 三　製朴絲 半

川羌活 半　防風 三　生白朮 錢　黑元參 三

老蘇梗 三　淡子芩 錢　焦山梔 三　川貝母 錢

加　夏枯艸 三　杭甘菊 錢　二月十八日

外障 五

陳 右 哀熱目赤腫淚如濃頻推雲外障未該瞳神損至勢頗棘手
恐失明之慮
老蘇梗 三 廣藿梗 为 赤芍 三 天花粉 四
川羌活 不 炒黃芩 为 黑山梔 三 焦枳殼 不
製川朴 芣 防風 三 桑白皮 三 木賊草 不
加 淨蟬衣 芣 杭甘菊 为 五月三十日

姚 左 風哀邪熱刑剋少陽以致左偏痰痛目赤腫風輪外障珠突
畏風多淚視物模糊而脈關細乃是剋木也勢非輕淺難許
脫根勉擬溫中
軟柴胡 芣 蔓荊子 三 福澤瀉 为 炒車前 四
淨藁本 为 苦桔梗 三 青葙子 三 木賊草 不
川芎炭 不 荊芥 为 淨蟬衣 芣 白蒺藜 三

唐 左 目赤推雲外障澀紅作癢多眵神不覺安森懶以和營祛風

加 白蒺藜 小 煅石蟹 三 四月仙誕日

全當歸 三 黑元參 三 防風 三 茯神 三

左秦艽 为 粉丹皮 三 川芎 半 淨鉤鉤 三

白蒺藜 三 煅石決 丗 小生地 三 豨薟草 为

加 淨蟬衣 卞 杭甘菊 为 七月廿二日

趙 左 形脹目眶瘀痛推雲外障脈象遲細寒邪挾濕症兆經視

前胡 三 法半夏 为 蔓荊子 三 廣陳皮 半

荊芥 三 防風 三 製香附 三 蟬衣 卞

老蘇梗 三 白杏仁 三 冬桑叶 为 川鬱金 为

加 杭甘菊 为 三月十九日

江 右 形痛目赤外障畏明脈弦遲細係肝邪替過恐易雇會

外障

六

炒柴胡八分　細生地四錢　蔓荊子三錢　法半夏錢半
川芎錢半　湖丹皮錢半　生香附三錢　川鬱金錢半
全當歸三錢　防風三錢　焦白朮錢半　夏枯花錢半
加　杭甘菊錢半　煅石決一兩　五月十九日

沈
右　引亂目赤推雲外障寒熱脉遲舌膩擬以疎散
炒柴胡八分　製香附三錢　杜白芍三錢　炒黃芩錢半
老蘇梗三錢　法半夏錢半　荊芥錢半　川芎八分
川羌活六分　香白芷八分　防風三錢　蔓荊子三錢
加　杭甘菊錢半　煅石決一兩　二月初五日

周
右　目赤寒熱引痛目珠浮白推雲外障翳聯不退勢屬重症恐
失明之慮
焦白朮錢半　全當歸三錢　法半夏錢半　白蒺藜三錢

老蘇梗三　小川芎半　荊芥钱　東白芍三
炒柴胡外　製香附三　煅石決[illegible]　草決明三
加　淨蟬衣半　杭甘菊钱　八月十七日

凌左

引風偏左痛甚目珠陡起推雲外障屢年來肝腎並虧着意調治保右目之光耳

製首烏三　小川芎钱　防風三　製香附三
小生地三　淨藁本（酒）本　秦艽钱　決明子钱
炒柴胡不　全當歸三　蟬衣半　煅石決[illegible]
加　杭甘菊钱　生甘草外　二月十八日

葉右

目赤脹推雲外障作痒脉浮此風火挾濕之徵

荊芥钱　香白芷不　防風三　木賊草本
前胡三　炒淡芩钱　秦艽钱　蟬衣半

外障

七

焦枳殼 千 艸決明 三 晚蠶沙 三

加 白池菊 五

十二月初六日

胡 右 寒熱頭痛目赤推雲外障畏明多淚勢屢不經搬以疎化

老蘇梗 三 荊芥 五 川芎 五 艸決明 三

川羌活 不 大赤芍 三 木賊艸 千 蟬衣 卜

炒柴胡 外 蔓荊子 三 羌蔚子 三 川鬱金 千

加 杭甘菊 五

三月初二日

馮 右 目赤推雲外障畏明多淚風熱所致

薄荷 後入 卜 璟滑石 四 夏枯艸 三 木賊艸 千

防風 三 羌蔚子 三 淨蟬衣 卜 艸決明 三

蔓荊子 三 淮山梔 三 川鬱金 千

加 杭甘菊 五

五月廿四日

俞右 風鬱太陽，目赤外障作痛流淚脉象弦數從肝胆調治

炒歸尾 一錢 赤芍 二錢 蔓荊子 二錢 桑白皮 二錢

荊芥 一錢 丹皮 一錢 川芎 一錢 元參 二錢

防風 二錢 淡芩 一錢 焦山梔 二錢 川鬱金 一錢

加 杭甘菊 一錢 木賊草 一錢 新正月廿六日

馬右 頭痛寒熱目赤腫外障脉遲細勢屬外經擬先疏化

老蘇梗 二錢 荊芥 一錢 蟬衣 一錢 茺蔚子 二錢

川芎 一錢 蔓荊子 二錢 廣藿 一錢 前胡 一錢

炒歸尾 一錢 大赤芍 二錢 草決明 二錢 杭甘菊 一錢

加 蔥白頭 連根三个 八月二十日

葉右 寒邪鬱肺致兩目壅腫推雲外障作痛形寒眵淚如膿脉象遲細勢屬重感

外障

八

老蘇梗 三 荊芥 三 廣陳皮 半 焦白术 錢
前胡 三 法半夏 錢 白姜蠶 三 蔓荊子 三
防風 三 川鬱金 錢 光杏仁 三 秦艽 錢
加 白蒺藜 八分 葱白引 三寸 三月十八日

陸 左
始患瘡（揩）疾後目赤推雲外障熱經歲月延久失治現視糢糊
脉遲細右寬軟此係腎（肝）兩虧奏效難許
懷熟地 四錢 製首烏 三 川芎 半 懷山藥 錢
大生地 三 東白芍 三 焦白术 錢 茯神（辰砂拌） 三
甘枸杞 三 炒柴胡 八分 製香附 三 煅石決 四錢
加 青龍脫（蘇西州） 八分 杭甘菊 錢 十一月廿五日

李 左
目赤推雲外障作痛流淚脉弦出風火在上擬以清洩
全當歸 三 草決明 三 黑元參 三 荊芥 錢

小生地 四 蔓荊子 三 焦山梔 三 桑白皮 三
湖丹皮 三 桑葉 錢半 川鬱金 錢半 茺蔚子 三
加 夏枯花 三 杭甘菊 錢半 正月廿一日

沈 左 頭痛目赤推雲外障起星寒溼之邪勢重候
炒柴胡 不 法半夏 錢半 蔓荊子 三 木賊草 錢半
老蘇梗 三 炒黄芩 錢半 荊芥 錢半 蟬衣 下
川羌活 不 生白朮 錢半 香白芷 下 川芎 不
加 決明子 三 杭甘菊 錢半 十月十六日

莊 右 目赤腫外障昏明多眵脈弦數屬風邪由熱所致
細生地 四 湖丹皮 錢半 焦山梔 三 炒歸尾 錢半
薄荷 後入 不 淡子芩 錢半 淨連翹 三 夏枯花 三
荊芥 三 黑元參 三 川鬱金 錢半 草決明 三

外障

九

加白池菊 錢　　五月初三日

黄左　目赤努肉推雲外障勢屬重症

老蘇梗 三　法半夏 錢　炒淡芩 錢　木通 錢

炒歸尾 錢　川芎炭 錢　桔衣 卜　赤芍 三

炒柴胡 卅卜　桑白皮 三　荊芥 錢　木賊艸 本

加　杭甘菊 錢　　四月廿三日

沈左　兩目大眥努肉推雲外障症起有年不易霍愈

小生地 四　荊芥 錢　細木通 錢　淨連翹 三

湖丹皮 三　酒龍膽艸 卜　黑元參 三　夏枯花 三

煆石決 半　炒車前 卅卜　蔓荊子 三　木賊艸 本

加　杭甘菊 錢　青龍脱 外　　三月廿二日

曾左　寅起引脹目眶淚多推雲外障風邪久襲勢屬重症

老蘇梗 二 防風 二 炒歸尾 錢 草決明 三
川羌活 八分 蔓荊子 三 元參 二 前胡 二
荊芥 二 法半夏 錢 黑山梔 三 生香附 三
加 白蔻殻 半 杭甘菊 錢 二月初八日

戴右 形寒頭痛目腫赤推雲外障作痛流淚脉象遲細風寒稽替
襲于太陽之脉也勢非淺恙
老蘇梗 二 法半夏 錢 防風 二 川鬱金 錢
前胡 二 白蒺藜 三 生香附 三 蔓荊子 三
川羌活 八分 炒歸尾 錢 荊芥 二 蟬衣 八分
加 白蔻殻 半 杭甘菊 錢 三月十四日

復診
戴右 形寒頭痛稍減目赤推雲外障漸覺少消惟視尚畏明再宗

外障 十

前意加味
老蘇梗 三　製香附 三　荊芥 三　粉丹皮 錢半
前胡 三　白蒺藜 三　蔓荊子 三　黑元參 後入 三
防風 三　細生地 四　川鬱金 錢半　鈎〻 三

范右 頭痛目赤，推雲外係風邪久襲厥陰紫勢屬經
加 杭甘菊 錢半　白芷 八分　三月十七日
老蘇梗 三　炒歸尾 錢半　川鬱金 錢半　黑山梔 三
荊芥 三　防風 三　蔓荊子 三　元參 三
川芎 八分　製香附 三　夏枯花 三　白蒺藜 三
加 杭甘菊 錢半　白芷 八分　二月初四日

復診
范右 頭痛目赤均減，努肉視尚畏明，再宗前法加味

炒帰尾 钱 荊芥 三 杉木支 钱 淮山根 三
前胡 三 防風 三 川郁金 钱 夏枯花 三
細生地 伍 蔓荊子 三 黑元參 三 炒决明 三
加 杭甘菊 钱 蟬衣 半 二月初八日

外條

土

右左風邪內蘊，寒滯太陰，昨致左目赤障，風輪翳佈瞳神，內汪(泛)畏明多淚，按脈關浮，寸遲而細，兼之寒熱頗甚，勢非淺恙，不可以為輕視耳。姑擬疏肝清宣為要策。

十一月廿八日

軟柴胡 八分　荊芥穗 錢　淨藁本 錢　姜半夏 錢　淨蟬衣(去足) 七分

羚羊片(先煎) 三　蔓荊子 三　木賊草(去節) 半　廣陳皮 半　密蒙花 錢

小川芎 七分　白蒺藜 三　炒子芩 錢　炒歸尾 三　(加)白芷 四分

復診

右左疊投疏肝清宣，寒熱漸覺分消，左目赤障稍減，惟有件疾每淚，脈浮而弦，此少陽之邪未清，再守前法，症屬纏綿，殊不易治。

十二月初二日

軟柴胡 七分　羚羊片(先煎) 三　炒子芩 錢　廣陳皮 半　肥知母(玉竹) 三

酒炒當歸 三　大赤芍 三　姜半夏 錢　白蒺藜(去刺) 三　粉丹皮 三

赤障

一

石決明 丹 白杏仁 三 左秦艽 力 加川羌活 手 荊芥 力

徐 右 左目赤障稍減，惟腫勢未消，瞳翳滿佈，勢尚非輕，豈可藐視

耶脉沈数，只擬化邪清降。 四月廿四日

生麻黃 卞 炒黃芩 力 酒炒歸尾 三 山梔 三 加甘草梢 卞

生軍 呼 酒炒龍胆 手 木賊草 手 赤芍 三 炒車前 呼

荊芥 力 黃防風 三 黑元參 力 鮮衣 卞 青龍脫 麻油炒透 卞

復診

徐 右 前投和解之劑，兩目泛腫紅減，惟努肉略鬆，赤障未退，視尚

畏風多淚，此風邪未泄，再守前法，冀其速效為幸。

生麻黃 卜 白蒺藜 三 白杏仁 三 卅皮 三 加白池菊 力

生軍 三 玉桔梗 卜 陳皮 手 炒歸尾 三 生甘草 卞

荊芥 力 進枳殼 手 黃芩 力 炒薏仁 三 四月廿四日

平左 始患遺泄，腎水已虧，左目赤除翳，泛纏綿，脈浮而尺部獨細，此屬肝經蘊邪，宜泄少陽，

密蒙花 柴胡 八分 白蒺藜 三錢 鹽水炒川柏 一錢 蔓荊子 三錢 加 青龍脫 七分（蘇油炒透）
製首烏 四錢 木賊草 一錢 炒車前 四錢 製香附 三錢
小川芎 一錢 肥知母 二錢 淨蟬衣 七分 川貝母 二錢 十月廿三日

復診

平左 右目瞳光散大，此屬水不裹精也，肝木易升，脈細而數，以和肝為上策，

土炒白芍 三錢 北五味 三分 茯苓 三錢 炒車前 四錢 密蒙花 錢半
全當歸 三錢 肥玉竹 三錢 天花粉 四錢 丹皮 三錢 加 夜明砂 三錢（包）
酒洗山萸肉 錢半 炒柴胡 五分 石決明 七錢 肥知母 二錢 十一月廿四日

復診

赤陳

二

平左。疊投疏邪（解之）法，惟兩目翳（紅白）障仍未得減，蓋肝經不可藐視耶。

別無他策，只從化（和）。

炒柴胡 八分　小川芎 一錢　炒車前 錢半　青箱子（酒洗） 三錢　加 青龍脫（蔴油炒透） 七分

酒炒當歸（炭） 三錢　白蒺藜（刺） 三錢　楮實子 二錢　赤芍 三錢

川桂枝 三分　黑元參 四錢　製香附 三錢　淨蘇木 一錢　十月廿日

復診

平左。兩目赤障減去五六分矣，惟水輪翳佈，而視不明，再守前劑

加味，以和養為（妥）。

製首烏 錢半　蜜炙桑皮 四錢　白蒺藜（刺） 三錢　炒車前 錢半　加 炙龜板 錢半

大生地 錢半　軟柴胡（鹽水炒） 七分　楮實子 二錢　肥玉竹 三錢　青龍脫（蔴油炒透） 七分

酒炒歸身 二錢　酒炒防風 二錢　決明子 錢半　丹皮 二錢　十一月三十日

復診

平左目赤稍減，作痛已息，視尚畏風，勢能輕淺，再以和營疏邪主治。

酒當歸 三　蔓荊子 三　丹皮 三　茯苓 三　加决明子 拌 錢

川芎 半　白蒺藜 三　防風 半　柴胡 八分　加木賊草 半

川桂枝 三分　淨蘇木 半　車前 錢　蝉衣 七分　十二月初三

復診

平左前以疏泄風邪，兩目赤障漸減，惟視尚畏風，症因體質素弱，能易霍然。

大生地 三　炒柴胡 分　决明子 錢　加谷精珠 錢

肥玉竹 三　川芎 半　炒車前 錢　青龍衣 麻油炒透 七分

酒歸身 三　黑元參 錢　湖丹皮 三

黄防風 三　白蒺藜 三　青葙子 三

赤障 一 三

十二月初六日

宫ㄟ　少陽暑邪，肝胃蘊熱，釜來剋木，以致目赤障浮腫、雲翳狂睛、

視物晨昏、多淚。当先疏肝清熱。

銀柴胡　八分　天花粉　錢　地骨皮　三　夜桔花　三　加殭蚕　汁三

川石斛　三　粉丹皮　三　冬桑叶　錢　杭甘菊　錢

石决明　年　白蒺藜　三　炒山梔　三　淨蟬衣　七卜　四月初一日

復診

宫ㄟ　兩目赤障稍減、大眥紅勝、雲翳略散、按脈左關細濇、此伏熱

未清、刑剋脾土、再從前法、

銀柴胡　八分　川石斛　三　杭甘菊　錢　炒山梔　三　加塊滑石　錢

製川朴　八分　炒黄芩　錢　粉丹皮　三　密蒙花　錢　葉蓋衣　三

夜桔花　三　茯苓皮　三　石决明　錢　根生地　三　四月初五日

戴　左肝經蘊熱未達、以致兩目眥赤、而視畏風多淚、脈浮數、治宜

少陽疎泄。

軟柴胡 卜　炒黃芩 錢　荊芥 錢　白蒺藜 三　杭甘菊 錢

羚羊片（先煎） 三　細生地 半　丹皮 三　炒車前 包　加 鮮竹葉 卅片

炒歸尾 三　黑元參 三　桑皮 三　草決明 三

九月初三日

復診

戴左　兩目眥赤似平，稍減，惟視尚畏明，多眵，脉象弦數，不揖仍從前方，加味，以降少陽之火為要策。

小川連 卜　丹皮 三　黑杭仁 三　炒車前 包　滑石 包

細生地 半　元參 錢　連翹心 三　瞿麥 三　加 蜜蒙花 錢

炒歸尾 三　桑皮 三　白蒺藜 三　炒黃芩 錢

九月初五日

復診

戴左　兩目赤障退而未盡，惟視尚畏明，多眵，脉象依然弦數，不揖

赤障

四

只從清降法

小川連 瓜蔞仁皮 三 連喬心 三 杭甘菊 錢 加冬桑叶 錢

細生地 錢半 黑桃仁 三 細木通 錢 蜜蒙花 錢

黑元參 錢 炒黃芩 錢 瞿麥 三 石決明 兩 九月初九日

復診

戴

左 兩目赤障細減，再守前法，以理陽明胃經。

粉葛根 錢半 炒歸尾 三 大赤芍 三 塊滑石 四錢

左秦艽 錢 粉丹皮 三 炒子芩 錢 焦白芷 八分 加石決明 兩 蜜蒙花 錢

荊芥穗 錢 白蒺藜 三 焦山梔 三 炒車前 四錢 十一月廿日

陸

西貞巷

左 年逾花甲，氣血早虧，兩目赤障纏綿，兼挾時邪化熱，三焦相

火浮越，而脈細數，內熱炎淚，氾乙下青肝。

全當归 为 川红花 才 川玉竹 三 炒黄芩 二
銀柴胡 朩 左秦艽 为 密蒙花 为 苦桔梗 才
净蘇木 才 荆芥穗 为 谷精草 三 黑元参 三
加 净蝉衣 七个 八月廿九日

張 左 两三年目赤时作現当酷暑大發赤脉满布畏明多眵舌微黄脉细数此暑風外襲肺衛經宜下降從清暑祛熱為抄
川連 小 黑元参 为 黑枳皮 三 桑白皮 二
細生地 四 光杏仁 三 粉丹皮 三 炒黄芩 为
薄荷尖 下 廣藿梗 为 細木通 为 大赤芍 二
加 鲜荷叶包六一散 三 同煎 六月初三日

復診
張 左 前用清暑祛熱法兩目赤障漸減一 則眵淚頗舒脉象依然
赤 平 五

細細參此脈質陰虧仍照前方加味

酒炒川連 八分　廣藿香 一錢　澤瀉 一錢　炒黃芩 錢半

細生地 四錢　鹽水炒知母 三錢　元參 一錢　瓜蔞仁 三錢

粉丹皮 三錢　炒川柏 半　桑皮 三錢（鮮荷叶包同煎）　黑梔皮 三錢

加　炒車前 四錢　六一散 三錢

六月初五日

徐右

風濕鬱于脾肺伏（陽）邪以致兩目赤障濇爛眶腫痠痛延及幾載勢難全復急宜利濕清熱然須靜養怫煩為要

生洋參 半　細生地 四錢　焦薏仁 四錢　天花粉 四錢

黑元參 一錢　炒子芩 一錢　連翹心（辰砂拌） 三錢　左秦艽 一錢

粉葛根 半　雲茯苓 三錢　桑白皮 四錢

加　生甘草 五分

復診

六月廿五日

徐 右 兩目赤障大眥腫脹納減眶腫濇爛大便乃濕乘脾土風勉
陽明再從前劑加減
左秦艽 乡 炒子芩 乡 白蒺藜 三 連翹心 三 木通 乡
生洋參 半 荊芥穗 乡 粉丹皮 三 甘菊花 乡
南花粉 四 石決明 兩 黑元參 三 另加鮮竹叶 廿片
加 雲茯神 辰砂拌 三 進苡仁 四 七月廿八日

李 右 少陽鬱邪肝經不逆血熱壅滯以致兩目赤障附睛畏明多淚按脉右寸浮緊當先散風理肺清肝然起經月餘急難速効 緩收
炒柴胡 半 大赤芍 三 肥知母 三 淡子芩 尚
羚羊片 乡 白蒺藜 三 黑元參 乡 丹皮 乡
炒歸尾 三 石決明 丹 細生地 半 荊芥 三

赤障 六

加　生甘草　八分　　十月初四日

復診

李左　兩目赤障稍減作痛並息視由畏明多淚按脈寸部浮數左
關大乃肝藏伏熱心肺挾邪再守前方加味以清肝理肺
羚羊片　三分　大赤芍　三錢　塊滑石　四錢　桑白皮　錢半
炒歸尾　二錢　連喬心長沙州　三錢　淡子芩　錢半　細木通　八分
細生地　四錢　黑元參　三錢　南花粉　三錢　杭甘菊　錢半
加　石決明　研　　十月初八日

恒翁　肝經挾熱未達所致兩目氣輪赤障畏明多眵已曾經未泄
再守前法以清少陽
軟柴胡　七分　白蒺藜　三錢　炒山梔　三錢　荊芥　三錢
羚羊片　三分　炒子芩　錢半　川羌活　八分　秦艽　錢半

黑元參 三 湖丹皮 三 加 生甘草 朩 十月廿二日

復診 兩目赤障稍減畏明多眵再宗前法加味為要策

恒翁

乾柴胡 卞 白蒺藜 三 天花粉 叺 連翹 三

小川芎 八分 炒牛蒡 为 炒車前 叺 丹皮 三

荊芥穗 为 飛滑石 叺 焦山栀 三 茯苓 三

加 石決明 升 密蒙花 为 十月廿五日

王

左 風邪久纏(襲) 少陽肝木易熾陵兩目翳障之瞳而視糢糊脉診

左弦右遲細法以疎泄

炒柴胡 朩 蔓荊子 三 炒車前 叺 蟬衣 卞

小川芎 半 荊芥 三 木賊草 半 蒺藜 三

酒炒當歸 三 大赤芍 三 決明子 叺 黑山栀 三

赤 降

七

加 白蔥头 連根三个 五月二十日

復診

王右 前以清疎痛目赤障納減翳佈漸覺分消惟視尚畏明脈弦

數右遲細濡仍從前法佐以滲湿

酒炒當歸三 炒車前四 白蒺藜三 鮮衣卞

川芎炭五 木賊草半 山梔三 石決明等

煅石蟹四 法半夏五 澤瀉五 杭甘菊五

加 青龍衣个 野料豆三 六月初三日

許左 擬從和肝清金主之

酒炒當歸三 粉丹皮三 廣陳皮半 玉竹三

荊芥穗五 根生地半 枳殼半 首烏四

小川芎半 法半夏五 黃芩五 甘菊五

加 左秦艽 ㄢ 四月初三日

許左 復診

肝家蘊邪太陰不舒兩目赤障作痛畏明多淚脈象浮大而擬先疏肝清熱為要策

軟柴胡 卞 炒歸尾 三 大赤芍 三 炒黃芩 ㄢ

小川芎 半 白蒺藜 三 粉丹皮 三 蟬衣 卞

荆芥穗 ㄢ 木賊草 半 杭甘菊 ㄢ

加 淨鉤〻 四 四月初九日

馬右 年逾古稀氣血並虧兼之風蘊少陽〻明兩目赤障作痛脈來浮數但屬在高年殊不易治耳

酒當歸 三 小川芎 半 製首烏 三 炒黃芩 ㄢ

軟柴胡 卞 左秦艽 ㄢ 雲茯苓 三 肥玉竹 三

赤障 八

荆芥　钱　白蒺藜　三　粉丹皮　三　蔓荆子　三
加　净蟬衣　七分　木贼草　七　三月廿七日

復診

馬　右
右目大眥赤障半面浮腫紅痛多淚按左寸浮數乃血脈壅
熱風毒乘之起經半載右眥出濃不絕延久防成漏睛之症
難易治也
細生地　半　黑元參　钱　肥知母　三　生甘草　八分
炒澤瀉　钱　粉丹皮　三　大赤芍　三　連翹　三
地骨皮　钱半　忍冬花　三　雲茯苓　三　淡芩　钱
加　甘菊　钱　防風　三　九月廿日

顧　左
兩目赤障畏明多眵脈浮數治宜清降
小川連　八分　薄荷尖　八分　黑元參　钱　木通　钱

細生地 半　荊芥 錢　飛滑石 四　黑山梔 三
炒歸尾 二　炒子芩 錢　大赤芍 二　桑白皮 二
加　冬桑葉 錢　十一月十四日

顧
左　復診
兩目赤障稍減惟視尚畏明多眵脉形沉數如前仍照前加減
細生地 半　炒枳實 半　炒車前 四　連翹 三
炒歸尾 二　大赤芍 二　淡子芩 錢　山梔 三
荊芥 錢　淨瞿麥 三　木通 錢　滑石 四
加　天花粉 四　焦[illegible] 三　十一月十九日

梅
左　風邪內蘊少陽右目赤障作痛金剋木也脉細而浮治擬疏風化邪

赤障
九

軟柴胡七分　淨蘇木錢　荊芥穗錢半　陳皮錢

川芎炭錢　酒當歸三　木賊草錢　半夏錢半

淨藁本錢半　蔓荊子三　白蒺藜三

加　蜜蒙花錢半　十月初八日

梅左　復診

右目赤降，納減，按脈細數，再守前劑加味為要

軟柴胡七分　炙龜板四　陳皮錢　肥知母三

製首烏四　蔓荊子三　元參三　秦艽錢半

酒當歸三　雲茯苓三　荊芥二

加　馬料豆三　蜜蒙花錢半　十月十一日

徐左

怒鬱傷肝，太陽少陽伏邪，以致兩目赤降，右瞳已朦，視由刑

此症危為重急，宜散表祛風化邪

軟柴胡 半　炮姜炭 八分　淨藁本 錢　木賊草 半
川桂枝 八分　蔓荊子 三　炒黃芩 錢　蟬衣 七分
荊芥 錢　製香附 三　郁李仁 半　白蒺藜 三
加 法半夏 錢
桂月初六日

徐
復診
左怒鬱傷肝風寒邪襲太陽少陽以致兩目赤一瞳已服藥後雖得稍減右偏頭風陡起疼痛不止防其蟹珠變症勢屬重險勉再擬方急宜保左目為上策耳 高裁

軟柴胡 七分　炒白芍 三　淨藁本 錢　炒川柏 半
香白芷 半　蔓荊子 三　荊芥穗 三　白蒺藜 三
小川芎 半　製香附 三　建澤瀉 錢　蟬衣 七分
加 白菊花 八分　鈎鈎 八分
桂月初七日
赤除 十

王 右 氣替肝胆風寒伏邪太陽少陽兩目赤降泛壅高突星膜浮
瞳掐脉弦细内替先散風化邪和理一法

軟柴胡 八　玉桔梗 半　當帰身 三　炮姜炭 七下
净黄芩 五　荊芥穗 五　法半夏 五　蔓荊子 三
川芎炭 五　白蒺藜 三　白杏仁 三　製香附 三
加　谷精草 三　净蝉衣 七下　十月初吉

復診
王 右 目痛稍减兩目赤降仍未全化星膜痓痛而掐脉弦数陽明
風邪伏侍少陽一經再守前方勢必得全復為幸

軟柴胡 八　荊芥穗 五　白蒺藜 三　建澤瀉 五
净蔓荊子（製香附） 三　青防風 五　粉葛根 五　炒黄芩 五
黑元參 三　小川芎 四　净蝉衣 八　当帰身 五

奶〻 加 蔓荊子 三 白蒺藜 四 十月初五日

血凝無滯邪熱肺肝以致右目赤障白翳滿佈延及數年視物模糊防成血灌瞳神之症非易治也按脈右關細濇急宜養血活血袪風和化一法必得速效為幸

銀柴胡 乍 川紅花 千 金石斛 三 炒丹皮 千

淨蘇梗 千 茺蔚子 三 製香附 三 黑元參 三

杯生地 半 荊芥穗 为 炒歸身 为 密蒙花 为

加 蕤仁霜 为 四月廿一日

復診

奶〻 右目赤障已減瑪瑙翳佈晰散按脈仍帶細濇熱未清然而延及數年勢難最速再從前法加味

炒柴胡 七卞 根生地 半 製香附 三 淨蟬衣 七卞

赤障 十一

炒當归 三 川紅花 半 金石斛 三 石決明 兩

紫丹參 分 茺蔚子 三 蕤仁霜 三 粉丹皮 三

加 宿砂仁 四 杭甘菊 分 四月廿三日

徐 右 兩目赤障作痛難忍畏明多淚脉遲而細此風邪內蘊所由

作也勢非淺恙擬先和解

軟柴胡 卜 荊芥穗 分 蔓荊子 三 白杏仁 三

小川芎 尺 牛蒡子 三 白蒺藜 三 黑元參 三

淨藁本 分 木賊艸 半 玉桔梗 赤芍 三

加 粉丹皮 三 茺蔚子 三 十月十二日

徐 右 復診

兩目赤障作痛稍減仍視不明此風蘊少陽未息再守前劑

加味主之

軟柴胡 七分 炒當歸 三 淨蘇木 半 羌蔚子 三
小川芎 分 荊芥穗 五 木賊艸 半 丹皮 三
淨藁本 五 蔓荊子 三 淨蟬衣 七分 炒陳皮 半
加 雞仁霜 三 密蒙花 五 十月十三日

雪翁心爲君主總充臟腑目爲七竅之宗火盛剋金致使目眩氣
偏赤隱附睛畏日羞明而脉寸部浮數按先理肺清熱 氣

攻
細生地 四 炒山梔 三 童木通 五 黑元參 三
大赤芍 三 知母 五 白蒺藜 三 淨瞿麥 三
炒歸尾 三 荊芥 三 赤芍 三 炒黃芩 五
加 天花粉 四 鮮竹葉 卅片 十一月初一日

復診

赤隱

十二

雪翁 兩目氣輪赤障稍减晨視眵淚如漿而脉細若此虛火刑金
濕乘脾土中焦氣沸再守前技以化濕理肺
製川朴 半 地骨皮 四 童木通 錢 黑元參 錢
生洋參 錢 肥知母 三 廣陳皮 千 福澤瀉 錢
川石斛 三 炒川柏 千 酒炒黃芩 錢 鮮青蒿 錢
加 忍冬花 錢 益元散 三 冲 六月初五日

胡左 營陰不足兩目赤障時作而視畏明脉象細若宜清養為主
羚羊片 三 石决明 半 粉丹皮 三 決明子 四
左秦艽 錢 炒車前 子 冬桑叶 錢 白蒺藜 三
淨鈎鈎 四 黑元參 錢 肥知母 三 黑山梔 三
加 野料豆 三 杭甘菊 錢 七月十七日

復診

胡右 眼目赤障紅痕惟視光畏日服參術後紅步長注脹痛訴治

佐以肅金兼理脾法

羚羊片 三 軟柴胡 鱉血炒 八分 生鱉甲 錢半 焦山梔 三

薄荷尖 七分 廣藿梗 錢 川石斛 三 連翹心 三

細生地 錢半 炒丹皮 三 黑元參 錢 茯苓 四

加 煨木香 八分 野料豆 三 七月廿一日

平 切 擬從疏肝清金

羚羊片 三 根生地 錢半 炒子芩 錢 炒山梔 三

軟柴胡 八分 粉丹皮 三 飛滑石 四 赤芍 三

荊芥穗 錢 白蒺藜 三 天花粉 四 蟬衣 七分

加 白池菊 錢 淨鈎鈎 四 十月廿七日

復診

赤 降

十三

平〃切 右目赤降納減惟翳佈未除再守前法加味為治之策
細生地 半　荊芥穗 五　粉丹皮 三　炒山梔 三
炒歸尾 三　白蒺藜 三　蔓荊子 三　木賊草 半
大赤芍 三　炒子芩 五　桑白皮 三　滑石 吥
加　蕤仁 三　蟬衣 卄下　十月卅日

淩右 因濕邪乘襲于少陽所致兩目赤降泛滿作痛不止按脈細
此症屢頻有淹纏之勢殊非易治難許脫根耳
軟柴胡 卄下　製首烏 吥　澤瀉 五　土炒白芍 三
淨蒙花 五　荊芥 三　茯苓 三　蔓荊子 三
酒炒歸身 三　丹皮 三　秦艽 五　白蒺藜 三
加　淨蟬衣 卄下　鈎乙 吥　三月初六日
復方

淩右 肝經不舒客蘊少陽左瞳翳作赤降泛睛視物糢糊勢能招

恙豈可泛視耶

軟柴胡 卞 蔓荊子 三 川羌活 卜 蟬衣 卞

淨藁本 錢 白蒺藜 三 荊芥穗 錢 丹皮 三

川芎炭 半 木賊草 半 廣陳皮 半 密蒙花 錢

加 白菊花 外

十月卅日

姐宮 兩目赤降大小眥泡瘡畏風多淚作痒乃風勉陽明化爲燥

熱宜洋清熱化濕

小川朴 卞 荊芥穗 錢 滑石 四 連翹 三

細生地 半 赤芍 三 米炒山梔 三

粉葛根 錢 元參 錢 木通 錢 丹皮 三

加 生甘草 錢卞 稀薟草 三

十月廿六日

赤降 四

復診

姐官　風邪內蘊少陽鬱熱以致金来剋木兩睛赤障泛腫按脉右寸浮数當先理肺踈風然起將二旬防其翳㡰不可忽也

銀柴胡　半　大赤芍　三　黑元參　三　白蒺藜　三
细生地　半　淡子芩　钱　連翹心　三　荊芥穗　钱
牛蒡子　三　粉丹皮　三　石決明　两　蔓荊子　三
加　地骨皮　钱　白葱頭　連根三寸

九月廿九

張　右　太陽鬱邪以致左眥赤障星泛作痛多淚而脉细数當先踈風清泄

川羌活　半　煨葛根　半　炒黄芩　钱　枳殼　半
大赤芍　三　白蒺藜　三　羌蔚子　三　陳皮　半
蔓荊子　三　木賊草　半　谷精珠　三　荊芥　钱

加 蜜蒙花 为 石决明 丹 二月初七日

張 右 復診 風乘陽明，兩目赤降，久纏瞖，向泛腫，法擬疏泄

煨葛根 为 炒黃芩 为 焦山梔 三 川芎 卞

荊芥穗 为 蔓荊子 三 丹皮 三 木賊草 半

黃防風 三 左秦艽 为 炒車前 吓 鮮衣 卞

加 焦枳殼 半 灰桔花 吓 芷湯代水 二月十七日

王 左 素患肝風，時作目降遮瞳，近視糢糊，勢頗纏綿，脉細舌膩，暫

先疏泄風邪

酒炒當歸 三 蔓荊子 三 炙白芷 卞 淨蟬衣 卞

小川芎 半 荊芥穗 为 肥玉竹 三 甘菊 为

淨藁本 为 灰桔花 为 決明子 吓 秦艽 为

赤降

圭

加蘇叶 半 辛夷 半 正月廿五日

復診

王 左 目障稍減視尚畏明形風時作治惟养肝一法

製首烏 三 炒白芍 三 蔓荊子 三 澤瀉 六

小川芎 半 左秦艽 六 姜半夏 六 蝉衣 七分

荊芥穗 六 製香附 三 酒當歸 三 夏枯花 三

加 決明子杵 四 青龍脫（廣洲州） 半

張 左 兩目赤障復作浴爛多眵脉來濡数舌絳而黄只從陽明清理為上策

細生地 半 塊滑石 四 川石斛 三 夏枯草 三

大赤芍 三 炒子芩 六 炒青蒿 六 連翹殼 三

苦桔梗 半 粉丹皮 三 天花粉 四 黑元参 六

張 右 復診

兩目赤障泪爛納減惟視當畏明多眵再從前方加味主之

以清泄陽明

粉葛根 錢半　川石斛 三錢　淡子芩 錢半　黑山梔 三錢

青防風 三錢　桑皮炙 三錢　細生地 四錢　連翹 三錢

薄荷尖 八分　生石膏 打 三錢　側柏葉 錢半　天花粉 四錢

加 細木通 錢半　鮮芦根 一兩

四月七日

加 鮮芦根 一兩　六一散 沖 三錢

七月初五日

許 右

肝家蘊邪投疏肝法而兩目赤障作痛惟視當畏明多淚眩

眩耳鳴脉細而弦肺氣素弱再從前法佐以滋補為上策

酒炒歸身 三錢　軟柴胡 八分　粉丹皮 三錢　淨鈎 次入 三錢 四錢

真阿膠 蛤粉拌炒 三錢　法半夏 錢半　杭甘菊 錢半　生首烏 四錢

赤障

十六

川芎炭 钱 左秦艽 钱半 紫丹參 钱半 白蒺藜 三

加 蜜蒙花 钱半 四月立夏日

李右 兩目赤障作痛，風輪翳佈，而脈遲，舌黃業白，乃風熱少陽刑剋肝脾，中焦濕滯，擬先疏風化滯

軟柴胡 下 白蒺藜 三 大赤芍 三 赤苓 三

小川芎 下 焦枳殼 钱 童木通 钱半 荊芥 钱半

製川朴 下 廣陳皮 钱 炒枳實 钱 白池菊 钱半

加 六一散 三 五月初五日

少翁 火替心脾，右目大小眥赤障，血輪脹脹，兩瞼瘡，脈來浮數，此風剋陽明，濕邪內阻也，擬從清熱利化濕為主，錄方 [illegible]

改

細生地 华 連喬仁 三 淨瞿麥 三 塊滑石 四

木猪苓　三　薄荷尖　半　炒丹皮　半　炒黄芩　钱
细木通　钱　荆芥穗　钱　塊滑石　海金砂　三
加　生苡仁　叭　赤芍　三　腊月十弍日

韓
右　陽明血少胃热生風一目赤障風牽出瞼脈来弦數延久防
成瘤患不可忽也必得速效為幸

製蒼术　半　左秦艽　钱　法半夏　钱　根生地　三
粉葛根　钱　荆芥穗　钱　川萆薢　三　炒苡仁　叭
炙升麻　叭　青防風　钱　真白芷　半　側柏叶　钱
加　豨莶叶　钱　十一月初五日

高
右　肝經蘊热不遂兩目赤障作養畏明多眵脈弦數治宜清降
羚羊片　三　炒紫胡　卞　粉丹皮　三　石决明　四
细生地　四　炒子芩　钱　黑山梔　三　天花粉　叭
赤降　志

荆芥 方　川石斛 三　炒車前 四　冬桑叶 方

朱

右 風濕内欝兩目赤障泛腫畏明多眵脉遲細勢純輕視暫澁

加 川欝金 半　閏月十七日

和解

川羌活 下　酒當歸 三　姜半夏 方　製香附 三

紫蘇叶 方　小川芎 半　廣藿香 方　淨蝉衣 七下

軟柴胡 卞　荆芥穗 方　木賊草 半　黑山梔 三

加 川桂枝 外　白葱頭 連根三个　十月廿三日

曾 幼

痘後欝熱未清左目赤障脉来浮數風濕欝于陽明

製蒼术 半　淨連翹 三　焦白芷 半　焦陳皮 半

川羌活 半　焦山梔 三　黑豆皮 三　白池菊 方

炙升麻 尽　蒙花草 三　生甘草 外

吳 左

左目腫勢稍鬆惟赤障未減視物畏明此屬陽明未泄也姑
与清降佐以疎泄

加 晚蚕沙 三 閏月三十日

全當歸 三 白蒺藜 三 桑白皮 三 黑山梔 三
細生地 四 光杏仁 三 荊芥 为 玉桔梗 八
薄荷尖 卜 淨蟬衣 三 炒車前 四 連翹 三

加 炒淡芩 为 生軍 三 三月廿三日

陳 左

兩目赤障泛塞脈洪數法以清降主之

酒炒川連 卅 炒黃芩 为 製川朴 尔 海金沙 三
細生地 草 連翹心 三 黑山梔 三 木通 为
粉丹皮 三 塊滑石 四 萹蓄 为 桑白皮 三

加 車前草 廿廿 瞿麥 三 六月初五日

赤降 十六

蕭左 密蘊太少二陽病目赤障左目翳佈泛瞳作痛難忍脉遲細
勞兆極淺愈期難許暫以疎邪爲要策
軟柴胡 卞 川芎炭 千 製香附 三 蔓荊子 三
川桂枝 四 荊芥穗 五 酒炒當歸 三 木賊草 千
淨藁本 五 川羌活 卞 白蒺藜 三 淨蟬衣 廿卞
加 杭甘菊 五 陳皮 千 七月十八日

楊左 風寒邪勢刑剋肺肝右瞳已廢左睛大眥赤障雲翳泛膜昏
眼多淚延久失調勢兆極淺急宜泄風化邪
炒柴胡 卞 荊芥 五 牛蒡子 三 細生地 四
小川芎 卞 防風 千 白蒺藜 三 炒子芩 五
炒歸尾 三 赤芍 三 桑白皮 四 法半夏 五
陰羊片 五 加 木賊草 千 白蔥頭 道光三年九月初一日

王 右

風邪內蘊以致兩目赤痒畏明多淚眉稜痠痛掣脹連右首

白乃肺府之竅刑尅脾肝宜從泄肺為主

炒歸尾 三 玉桔梗 八分 黑元參 錢半 白杏仁 三

牛蒡子 三 白蒺藜 三 粉丹皮 三 蕤仁霜 三

大赤芍 三 法半夏 錢半 焦廣皮 一錢 桑白皮 八分

加 白荳蔻 八分 白葱頭 連根三个 桂月十一日

沈 左

風熱薰蒸陽明以致兩目赤痒多淚症勢非輕不可忽視

宜從理肺清熱

炒歸尾 三 鮮生地 打 三 黑山梔 三

大赤芍 三 荊芥穗 錢半 黑元參 三

粉丹皮 三 連翹仁 三 玉桔梗 八分

加 六一散 三 赤伴

十九 七月十八日

平 初 肝經鬱熱未逆兩目赤障在瞳翳延按脈右關浮弦細治擬清

肝主之

軟柴胡 六分 雲茯苓 三 淨鈎二 四 炒子芩 錢半

小川芎 八分 木賊草 一錢 白蒺藜 三 石決明 丹

荊芥穗 錢半 蔓荊子 三 黑山梔 三 十月十七日

加 淨蟬衣 一錢

張 右 偉質素弱兩目赤障時作畏明多淚脈細而弱當從和肝表

擬治法

軟柴胡 六分 滁白芍 三 肥知母 三 鈎二 四

小川芎 一錢 蔓荊子 三 丹皮 三 木賊草 一錢

滁州菊 三 製首烏 四 川石斛 三 白蒺藜 三

加 杭甘菊 錢半 炒車前 四 八月廿五日

翁右　兩眥赤障泛瞳而脉寸大乃血虛氣燥金剋木也擬先清金
泄丙丁之火

製軍　三　白蒺藜　三　炒黄芩　为　赤苓　半三
赤芍　二　淨瞿麥　三　桑白皮　四　丹皮　二
炒歸尾　二　童木通　为　細生地　半　石决明　兩

加　焦梔光　十　四月廿四日

倪右　兩目赤障時作起經數載矣按脉細數此屬營虛生風且產
後之根未易痊愈

製首烏　四　白蒺藜　三　製香附　三　丹皮　二
肥玉竹　三　軟柴胡　卞　甘菊　为　白芍　二
酒炒歸身　二　小川芎　半　丹參　为　秦艽　为

加　清阿膠（炒珠）　三　五月廿六日

赤　降　廿

許右　右目赤降翳泛多淚畏明脉象細而帶滑此屬風痰纏綿之勢非易奏功

小川芎　半　荊　芥　三　木賊草　半　姜炒竹茹　半
白姜蚕　三　獨　活　半　炒柴胡　八分　秦艽　四
全當歸　三　蒺　藜　三　北細辛　三分　知母　三
加　蟬　衣　八分　陳　皮　半　三月初九日

奶々　風熱陽明濕乘脾土以致兩目赤降眥紅作痛沿眶壅爛畏明多淚脉来舌膩以清熱利濕恐變眼癬之患不可忽視

左秦艽　四　梘滑石　吋　連翹仁　三　杏　仁　吋
細生地　半　炒黃芩　四　天花粉　三　茺蔚子　三
炒丹皮　三　童木通　四　石決明　兩　甘菊花　四
加　豨薟草　四　正月廿七日

楊 右

胃水不足太陰蘊邪兩目赤障拳毛作痛不已植脈弦細症屬纏綿非易治也

土炒白术 錢半　酒炒白芍 三　肥玉竹 三　炒歸身 三

法半夏 錢半　北五味 半　白蒺藜 三　紫丹參 錢半

荊芥穗 錢半　小川芎 八分　廣陳皮 一錢　密蒙花 錢半

加 白葱頭 連根三寸　焦白芷 八分　四月十七日

梅 左

寒蘊少陽右目泛腫赤障多淚脈遲帶浮治宜溫疎為主

方

川桂枝 八分　淡子芩 錢半　木賊草 一錢　焦山梔 三

軟柴胡 半　炒車前 錢半　決明子 錢半　荊芥 三

全當歸 酒洗 三　薄荷尖 八分　淨蟬衣 八分　赤芍 三

加 白葱頭 連根 三寸

赤　陳

廿一

三月三十日

顧

右 少陽鬱邪左目氣輪赤視物不明按脈涵浮而数宜疏肝

軟柴胡 七卜 白蒺藜 三 粉丹皮 三 川芎 八卜

羚羊片 三 蔓荊子 三 茺蔚子 三 茯苓 三

石決明 八 大赤芍 三 荊芥 三 元參 为

加 青葙子(酒洗) 三 密蒙花 为 七月初十日

陳

右 兩目赤降青翳遮睛又兼旋螺泛膜瞳神模糊此肝藏血脾統血血虛則熱熱生風脈象弦細當先散風清熱養肝目痛翳膜根深延久失治勢難全復

肥玉竹 三 白蒺藜 三 當歸身 三 懷山藥 为

原生地 三 製首烏 三 青防風 三 密蒙花 为

炒柴胡 七卜 小川芎 为 兔絲子(鹽炒) 三 焦陳皮 千

加 烏賊骨(黃) 三 青龍皮(麻油炒) 七卜 十月十九日

姚 右 稍年氣血未充過食饑飽致傷脾胃肝木剋土以致兩目赤障雀盲之症延失調遷仿腫技腫不可輕視必得速效為幸

炒西党參 錢半 焦麦芽 三 川萆薢 三 懷山藥 錢半
建澤瀉 錢半 雲茯苓 三 炒山查 三 炒苡仁 四
焦建曲 三 炒歸身 錢半 石決明煅 芊

加 密蒙花 錢半

二月廿四

沈 左 肝經蘊郁風于乘之兩目赤障泛腫水輪翳佈畏風多淚眵由作也且當春令金剋木矣脈浮而弦殊非易治

嫩柴胡 卞 荊芥穗 錢半 木賊草 半 鈎丶 好
小川芎 卞 大赤芍 二 蔓荊子 三 淨蟬衣 卞
酒炒當歸 三 刺蒺藜 三 粉丹皮 二 炒黃芩 錢半

加 杭甘菊 錢半 白葱頭 連根三个

三月初六日

赤 降

芸

吳左　兩目赤障護腫作痛淚出濃眵脈浮大乃風毒乘之急宜清化解毒

製軍　三　大赤芍　三　粉丹皮　三　木賊草　半
生麻黄　八　白蒺藜　三　塊滑石　四　桑白皮　四
炒歸尾　三　天粉花　四　荊芥　錢　炒車前　四
加　炒黄芩　錢　生甘草　八　十二月十八日

同前　太陰蘊邪兩目赤障復畏作眼多眵脈弦遲而舌白微帶乾黄擬從脾肺二經調治劑

改
製川朴　錢　炒防風　三　法半夏　錢　苡薏仁　三
廣藿梗　半　陳皮　半　荊芥　三　黑山梔　三
煨葛根　半　炒蘇子　三　茯苓　三　秦艽　錢

加　玉桔梗　三下　煨木香　四下　八月初四日

沈右　風寒抑鬱刑剋太陽少陽以致兩目赤障壅腫作痛難忍
起經旬餘不明而脈遲細弱絕輕淺不可窺視勉擬溫中
軟柴胡　七下　淨黃芩　五　製香附　三　紫丹參　五
川桂枝　四下　小川芎　七下　酒炒白芍　三　白蒺藜　三
荊芥穗　五　蔓荊子　三　廣陳皮　十　天花粉　四

加　茺蔚子　三　牛蒡子　三　四月廿日

薛左　兩目赤障稍減惟紅翳努肉畏明多淚起經有年恐根已深
豈解灌金
炒柴胡　廿下　小川芎　十　蔓荊子　三　木賊草　十
煅石蟹　三　酒炒當歸　三　大赤芍　三　炒車前　四
荊芥穗　五　白蒺藜　三　楮實子　三　決明子　三

赤障

廿三

湯左　兩目赤浮，胥脹努肉泛睛，畏明多淚，症將有年，脉象沉數，治宜下降，若不下，逆勢增加，劇豈可輕視耶。

加減青龍脫（麻油炒）个　密蒙花五　九月廿二日

生軍三　萹蓄五　連翹三　黑山梔三

木通五　車前四　滑石四　大赤芍二

蟬衣三　黄芩五　元參五　白池菊五

加　木賊草半　桑白皮三　七月廿八日

汝左　目赤久纏，用和肝法而右偏作脹已息，繼瞳神陷降，畏明多淚，脉浮而大，勢非淺恙，頗有淹纏之慮，難許脫根耳。

酒炒當歸三　荊芥穗五　粉丹皮二　生枳殼半

小川芎半　白蒺藜二　法半夏五　炒陳皮半

軟柴胡半　細生地四　炒子芩五　石決明一

陳 左　　三月十六日

濕熱肺腎水虧火旺肝木上浮以致兩目皆赤胭脂橫障視物糢糊而脈洪數尺細弦(數)狂淺不可饒視擬先清肝化濕為要

軟柴胡 七下　童木通 为　女貞子 三　陳皮 半

羚羊片 三　肥知母 三　旱蓮草 三　萆薢 三

福澤瀉 为　炒車前 四　炒川柏 半　夜明沙 三

加 白杏仁 三　鮮木 半

菉豆衣 开　煎湯代水

加 生甘草 汁　石決明 及

金 左　　六月初一日

目赤泛脹氣輪壅障畏明多淚而脈弦數關浮此風熱少陽陽明燥于肝脾之經宜從疏肝理氣

軟柴胡 七下　薄荷葉 八下　法半夏 为　酒炒子芩 为

粉葛根 半　新荸 为　廣陳皮 半　煨木香 八

赤　隔　苗

製川朴 半 白蒺藜 三 肥知母 三 黑元參 钱

周

左 火鬱脾肺以致兩目增赤障努肉遮瞳視物多淚而脉寸浮数
宜擬先清肺

加 左秦艽 钱 六月初九日

細生地 半 連翹仁 三 炒子芩 钱 羚羊片 三
大赤芍 三 真山梔 三 荆芥穗 钱 薄荷尖 下
炒歸尾 三 白蒺藜 三 炒丹皮 三 蔓木通 钱

加 酒炒龍胆草 七 赤苓 三 六月初十日

錢

右 兩目赤障沿爛畏風多淚痛屬風乘陽明濕鬱脾土所由作也
按脉關數而帶濡細纏綿之勢殊難為治擬先疏風
煨葛根 钱 白蒺藜 三 大赤芍 三 炒山梔 三
左秦艽 钱 荆芥穗 钱 粉丹皮 三 炒車前 四

炒歸尾 三　白茯苓 三　木防己 半　香白芷 八

加 炒黄芩 分　甘菊花 分　四月廿九日

沈左 左目赤障瑛起迄下畏明多淚而脈细数尺軟此係腎大虧
虚陽上升邪勢不舒擬先壽降化邪

粉葛根 半　肥知母 三　炒川柏 半　地骨皮 八
左秦艽 分　生洋参 分　紫丹参 分　炙龜板 八
鮮石斛 八　黑元参 分　蕤仁 三　女貞子 三

加 密蒙花 分　廣陳皮 半　五月十八日

陳如 右目赤障迄腫沿瞓作癢法宜清理陽明

粉葛根 半　粉丹皮 三　炒淡芩 分　帶皮茯苓 三
荆芥 分　薄荷尖 八　飛滑石 八　連翹 三
香白芷 八　焦山梔 三　炒枳殼 半　天花粉 八

赤障　荳

莊 右 三月廿二日

兩目赤障大小眥腫痛畏日羞明而脈浮數乃脾肺熱邪迫
並暑風化熱是以宜化濕清熱

小川朴 八分　焦苡仁 四錢　黑元參 錢半　天花粉 四錢
細生地 四錢　粉丹皮 三錢　建澤瀉 二錢
炒黃芩 錢半　蒼術炭 一錢　焦山梔 三錢

加 晚蚕沙 三錢

羅 左 三月廿四日

兩目赤障大眥腫痛澁淚花畏日羞明下午更甚此乃虛熱
上方宜從清熱理暑為佳

銀柴胡 八分　女貞子 三錢　天花粉 四錢　青蒿 錢半
細生地 四錢　川石斛 三錢　粉丹皮 三錢　地骨皮 錢半
荊芥穗 錢半　黑元參 三錢　密蒙花 錢半　肥知母 三錢

加 六一散 三錢

徐左　風蘊少陽，陽明兩目赤痒沿爛多淚畏風作痒此脾土不舒所由作也按脉浮數右帶濡細本非小恙豈可藐視耶

軟柴胡　六分　粉葛根　一錢　炒歸尾　二錢　炒黃芩　錢半

小川芎　一錢　荊芥穗　錢半　白蒺藜　二錢　連翹仁　三錢

左秦艽　錢半　細生地　四錢　木賊草　一錢　炒丹皮　二錢

加　冬桑叶　錢半　六一散　三錢　正月二十日

蔣左　兩目赤痒瞳神兩泛而視糊沿爛多淚年高患此殊不易治

加　淨蟬衣　八分　二月廿九日

左秦艽　錢半　白蒺藜　三錢　小川芎　一錢　川郁金　錢半

全當歸　三錢　蔓荊子　三錢　香白芷　八分　淨蘇木　一錢

怀生地　四錢　荊芥穗　錢半　炒車前　四錢　黑山梔　三錢

加　黑元參　錢半　決明子　四錢　二月廿六日

許左 肝腎陰虧虛熱生風以致兩目赤障青翳高哭淚睛迎菡下
焦遺泄精脈寸細右關浮弱恐致腎火浮越防乇蟹珠繼易
治也

銀柴胡 七分　女貞子 三　黑元參 三　蕤仁霜 三
旱蓮草 三　青葙子 三　鹽水拌川柏 十　炒苡仁 四
石決明 五　茯苓 三　鹽水拌知母 三　元精石 三

加 建澤瀉 為　兔絲子 三　八月初一日

曹右 擬以和肝祛風以理目疾
炒柴胡 八分　白蒺藜 三　廣陳皮 千　秦艽 為
全當歸 三　製香附 三　木賊草 十　荊芥 為
小川芎 為　老蘇梗 為　淨蟬衣 八分　防風 三

加 炒米仁 四　杭甘菊 為　十二月初一日

顧 左 兩目赤障泛睛畏明多眵脉数口渴治宜清降

小川連 薄荷尖 卜 炒歸尾 三 連翹 三
荆芥穗 炒黄芩 为 丹皮 二 元參 三
細生地 黑山梔 三 衣薏仁 三 滑石 四

加 生甘草梢 中卜 九月廿日

丁 右 血瘀氣滯右目赤障泛睛畏明多淚脉浮数此風熱火鬱清
泄風熱

炒歸尾 三 炒黄芩 为 淨蘇木 半
大赤芍 三 白蒺藜 三 黑山梔 三
荆芥穗 为 粉丹皮 三 炒柴胡 八卜

加 炒車前 正月廿四日

楊 左 少陽蘊邪兩目赤障時作脉浮宜從肝經調治

赤障 芒

軟柴胡 下　荆芥穗 五　石决明 半　炒車前 四
小川芎 十　蔓荆子 三　直山枙 三　酒拌當歸 五
土炒白芍 三　白蒺藜 三　天花粉 四　炒黄芩 三
加　杭甘菊 五　密蒙花 五　桂月廿日

曹　左　左目赤障翳腫疼痛畏風多淚按脉浮數乃肺肝伏熱刑尅
陽明也
羚羊片 三　粉丹皮 三　大赤芍 三　連翹心 三
細生地 半　炒牛蒡 五　白蒺藜 三　直山枙 三
荆芥 五　炒歸尾 三　黑元參 三　桑白皮 四
加　萹蓄 五　木賊草 十　桂月初九日

俞　左　目腫赤障翳起寒熱咳嗆此係大陽肺邪凝結急宜疎理為
治

全當歸 三 川芎 半 白杏仁 三 玉桔梗 四
老蘇梗 钱半 蘇木 半 荊芥 钱半 廣陳皮 半
前胡 三 紅花 半 防風 三 法半夏 钱半

蔡 左 風邪時感內蘊太陰兩目赤澤作痛形瘦不已畏明多眵挾
脈浮數症勢非淺不可輕視
加 黑元參 三 冬桑叶 钱半 十月十日
荊芥穗 钱半 大赤芍 三 蔓荊子 三 鉤鉤 四
小川芎 半 白蒺藜 三 赤苓 三 陳皮 半
炒歸尾 三 炒黃芩 钱半 丹皮 三 木賊草 半
加 鮮竹叶 卅片 甘菊 钱半 閏月三[illegible]日

陳右 風溫化大熱熾上蒸兩目赤澤胞腫而脈兩寸浮數當先清降
理肺

赤 澤

廿六

製軍 一錢 荆芥 錢半 連翹 三 蒺藜 三
赤芍 三 瞿麥 三 車前 一錢 萆薢 錢半
歸尾 三 滑石 一錢 木通 錢半 元參 錢半
加 白池菊 錢半 生甘草梢 五分 十二月廿四日

俞
右
右目赤䏲泛脹畏明多淚此屬太陽少陽蘊邪脈遲而細暫
擬化邪爲上策勢非輕淺豈可輕視耶
軟柴胡 七分 淨荆芥 錢半 木賊草 五分 蔓荆子 三
川桂枝 八分 製香附 三 酒當歸 三 鈎藤 一錢
小川芎 五分 白蒺藜 三 酒白芍 三 丹皮 三
加 杭甘菊 錢半 十二月廿三日

王
右
兩目赤䏲更甚胞腫如飛復感風邪肺氣不舒當先理肺爲
治

法半夏 錢　桑白皮 錢半　細木通 錢　白杏仁 三
荊芥穗 錢　炒車前 錢半　玉桔梗 分　曉蠶沙 三
炒黃芩 錢　小川芎 分　黑梔皮 分
加　炒丹皮 分　二月廿七日

倪左　心肝鬱熱內爍，訴致兩目赤澀多淚，作昏畏日，羞明，按脈寸
關浮大不揖，宜清之
細生地 錢半　白蒺藜 三　雲茯苓 三　杏仁 三
荊芥穗 錢　石決明 兩　粉丹皮 三　秦艽 錢
炒歸尾 三　炒黃芩 錢　焦山梔 三　知母 三
加　密蒙花 錢　十月初廿日

陸左　風邪內蘊，兩目赤澀作痛不已，畏明多眵，脈浮數，治宜和解
炒柴胡 分　白蒺藜 三　陳皮 分　木賊草 分
赤芍　艽

荊芥 錢 炒黃芩 錢 赤芍 三 淨蘇木 半

川芎 半 焦山梔 三 冬桑葉 錢 光杏仁 三

加 白葱根 連根三个 九月初四日

唐左 血熱氣滯陽明熱結也兩目赤障壅腫久纏作痛不已畏風多眵此屬脾胃二經脉數而大法擬清降

生軍 三 淡川連三分 小 連翹心 三 炒黃芩 錢

赤芍 三 粉丹皮 三 黑山梔 三 白蒺藜 三

歸尾 三 細生地 半 荊芥穗 錢 生甘草 分

加 炒車前 叶 白菊花 錢 閏月初四日

莊右 肝經蘊邪左目赤障多淚脉浮而數宜疏少陽經主之

軟柴胡 六分 蔓荊子 三 白蒺藜 三 桔梗 半

川芎 半 大青葉 三 炒黃芩 錢 炒陳皮 半

荊芥穗 钱 粉丹皮 二 製香附 三 劉 二 四

加 密蒙花 钱 閏月廿七日

俞 左 陽明血少胃熱生風兩目赤障沿爛作癢症最淹纏豈可輕

視耶

生石膏 三 黑山梔 三 大赤芍 二 白蒺藜 三

荊芥穗 钱 左秦艽 钱 炒黃芩 钱 焦枳殼 半

連翹心 三 粉丹皮 二 塊滑石 四 細生地 四

加 且白芷 八分 甘菊 钱 三月廿八日

王 左 兩目赤障久纏而視模糊此屬青盲之根也勢非淺恙不可

藐視耶先以和解為上策

軟柴胡 八分 決明子 四 粉丹皮 二 蔓荊子 三

土炒白芍 二 炒歸身 二 茯苓 三 天冬 二

赤障 三年

石決明 五 製遠志 半 天花粉 四 大生地 三

加 石菖蒲 七 杭甘菊 錢 十一月廿四日

凌 左 兩目赤障久僵畏風多淚傷于風在上先受之按脈浮大而數指撳疎風和肝

軟柴胡 八分 北細辛 三分 白蒺藜 三 防風 二

小川芎 七 荊芥 二 杭甘菊 錢 黃芩 錢

酒當歸 二 蔓荊子 三 丹皮 二 白芷 八分

加 密蒙花 錢 六月十六日

計 右 右目赤障匝瞳惟眯朧不正脈象寸數血瘀氣滯太陰蘊邪也勢非淺矣豈可藐視耶

荊芥 錢 法半夏 錢 酒防風 錢半 象貝 三

根生地 五 光杏仁 三 酒當歸 三 根表 十

赤芍 二 白蒺藜 三 粉丹皮 三 生槐花 钱

加 冬桑叶 钱 七月十六日

莊右 兩目赤障已息大小眥紅爛稍減畏風多淚脉象微細右關

濕盛暑風化熱鬱于脾肺以瘰後氣血並虧失機調理再守

前法

肥玉竹 三 銀柴胡 下 炒苡仁 叫 白池菊 钱

生白朮 三 女貞子 三 建澤瀉 钱 炒歸身 三

金石斛 三 川朴 二才 外 淡子芩 钱

加 亡之散 三 二月廿六日

雷右 衰蘊少陽血凝瘀滯兩目赤障火纏作痛不已按脉遲細症

雖經視機先化濕祛翳

炒歸尾 二 荆芥穗 钱 炒黄芩 钱 陳皮 子

赤 障 全

大赤芍 三 軟柴胡 六下 赤芩 三 蔓荊子 三
小川芎 六下 粉丹皮 三 炒蒺藜 三 灰姜仁 三
加 白蓋炮 八下 蔥白頭 連根 二寸 胃苔

陸右 兩目赤障作痛多淚脈沈滯而數治在手太陰及手足陽明
為清泄
細生地 五 白蒺藜 三 製軍 三 炒車前 四
酒炒當歸 三 木賊草 十 蟬衣 三 赤芍 三
羚羊片 三 淡子芩 五 黑栀仁 三 丹皮 三
加 桑白皮 三 灰姜皮 三 八月廿四日

李右 前醫誤投涼劑所致右目下起陷障傷痕甚為林手症固然
皆氣滯疊用溫中法惟四肢刑寒作痛脈減按脈遲細恐未
赤障從瞳珠難理治別無他策再許溫中

軟柴胡 卞 紫丹參 为 肥玉竹 三 製香附 三
酒炒當歸 三 白蒺藜 三 木賊草 半 廣陳皮 半
川桂枝 外 炮姜炭 卄卜 丹皮 三 川芎 半
加 白菊花 外 防風 三 二月十二日

王 左 兩目赤障翳腫疼痛而脈弦弦數此風寒邪鬱刑于肝脾又兼
少陽形瘧不止內鬱當先散寒泄風化邪
軟柴胡 外 大赤芍 三 炒黃芩 为 龍膽草 为
小川芎 卞 當歸尾 为 黑元參 为 玉桔梗 半
荊芥穗 为 蔓荊子 三 炒車前 吥
加 炮姜 卄卜 砂仁末汁 卄 九月十四日

趙 左 風火刑剋肺肝致目如雲霧遮掩赤障蓋瞳流淚作痛擬從
清解一法

赤障

三三

炒归尾 钱 薄荷 半 赤芍 钱 黑元参 钱
荆芥 分 蔓荆子 钱 連翹 钱 草决明 钱
防風 钱 粉丹皮 钱 山栀 钱 炒車前 四分
加 桑白皮 钱 杭甘菊 分 月廿三日

梅 右 接叠案目障稍減視尚畏風但耳鳴仍係肝陽上擾高年難
許霍奄
大生地 四分 川石斛 钱 甘枸杞 盐水炒 分 湖丹皮 钱
炒归身 钱 真青黛 钱 雲茯神 辰砂拌 钱 炒茯苓 半
東白芍 钱 淡天冬 钱 白蒺藜 钱 懷山藥 分
加 女貞子 钱 杭甘菊 分 午月十八日

王 右 兩目赤障久纏迩又因煙涕血此火升于上也擬疏風化邪
主治

小川連 外 荊芥穗 一錢 炒黃芩 一錢 赤芍 三
細生地 乎 粉丹皮 三 黃防風 三 石決明 一兩
煨葛根 八分 白蒺藜 三 連翹心 三 黑山梔 三
加 川鬱金 切片 一錢 鮮竹叶 卅片 十一月初七日

芙翁 病由夢遺傷陰，症因相火之强也，所致左目赤(氣輪)絲，星泛畏明，多淚，按脈左關浮數，右尺洪大，不拼護氣素弱，營分內熱，肝木易升，頗有淹纏之勢，殊非易治，豈可輕視耶。節慾養陰柔肝一法

軟柴胡 七分 酒炒當歸 三 肥知母 三 蜜蒙花 一錢
大生地 四 白蒺藜 三 炒車前 四 女貞子 三
炒川柏 四分 懷山藥 錢 木賊草 半 茯苓 三
加 鈎 丁 四 鱉甲 四 十二月初八日

氣 降

三三

浦　右　兩目赤障作痒以清泄（風熱）為主

荊芥穗　錢　連翹仁　三　炒黃芩　錢　赤芍　三

川羌活　半　白蒺藜　三　薄荷尖　八分　炒歸尾　三

細生地　四　粉丹皮　三　焦山梔　三　大赤芍　三

加　生甘草　三分　十月十二日

楊　右　兩眥赤障沿爛多眵風溫內蘊所由致也

荊芥　錢　大赤芍　三　連翹　三　蟬衣　八分

防風　三　細生地　四　焦山梔　三　川萆薢　半

丹皮　三　炒子芩　錢　木賊草　半　秦艽　錢

加　白池菊　錢　三月初六日

沈　右　風邪化熱兩目赤障作痛脈來浮表內蘊當先散風清熱主之

製蒼术 十 荊芥 考 焦山梔 三 羚羊片 五

川羌活 十 薄荷 卞 白茯苓 三 淨蟬衣 七卜

青防風 十 滑石 四 煅石決 四錢

汝右

肝經蘊邪在赤降火纏脉細而弦失從少陽清治之

加 生甘草 半分　七月廿三日

炒柴胡 四分 粉丹皮 三 茯苓 三 鈎藤 四錢

小川芎 卞 酒炒白芍 三 蒺藜 三 鮮衣 卞

酒炒當歸 三 紫丹參 錢 木賊草 一 甘菊 錢

加 蔓荊子 三　十一月廿二日

赤降

三四

二銘書屋醫案 之

錫之氏手抄

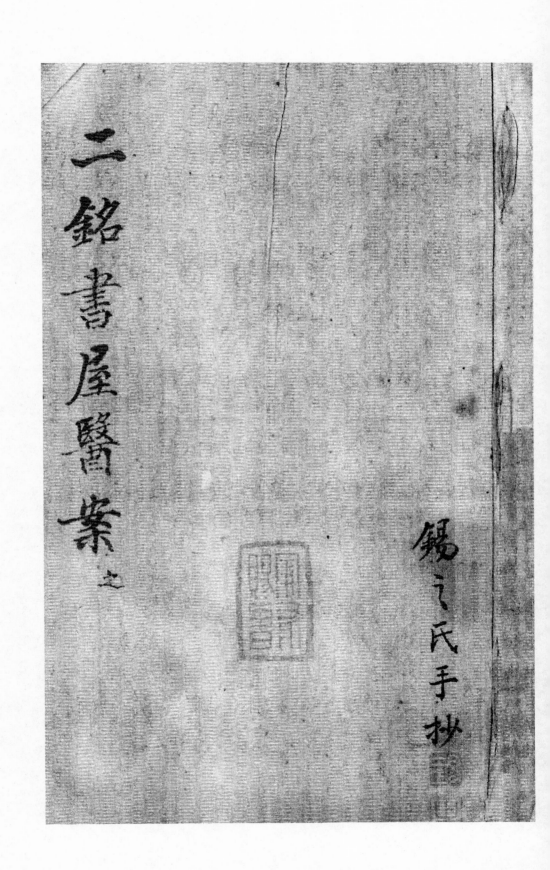

左目五輪圖

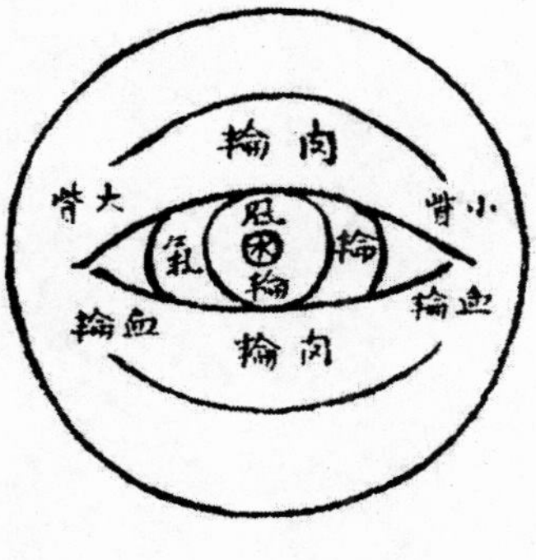

上下胞瞼屬脾土為肉輪大眥屬心君火小眥屬心色絡相火為血輪白精屬肺金為氣輪青精屬肝木為風輪瞳神屬腎水為水輪

右目五輪圖

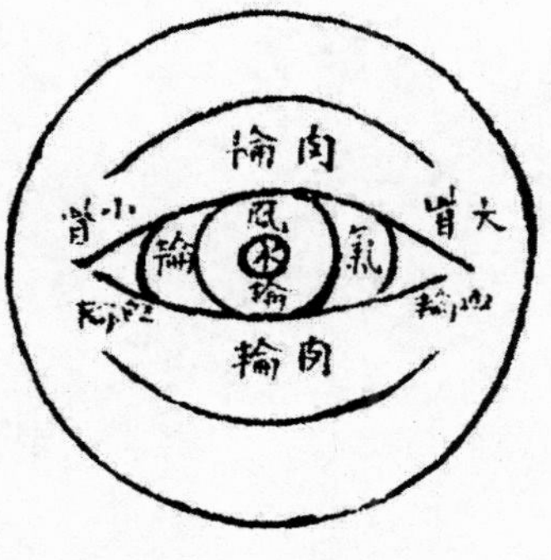

五輪八廓大略

五輪者五藏精華之發現也八廓者藏腑部位之所奔也病發實在五輪而病之淺深進退必於八廓驗之

黄右　瑩衛並虧引痛久僵右目已廢左瞳努肉畏明目淚常流肝
風火燥脉弦細而濇勢頗棘手
明天麻　半　川芎　五　製香附　三　法半夏　五
炒歸身　三　秦艽　三　東白芍　三　製女貞　四
焦白术　五　防風　三　白蒺藜　三　煅石決　两
滁菊花　一　加　~~桑~~叶　五　杭甘菊　五　九月初六日
鈎鈎　三

復診

黄右　瑩衛兩虧引痛目羞均得大減視尚畏明流淚肝風火燥尚
未平息脉象仍覺弦細再与前劑加味
製首烏　三　焦白术　五　潮香　三　製香附　三
滁菊花　二
明天麻　八　法半夏　五　防風　三　白蒺藜　三
炒歸身　三　秦艽　三　東白芍　三　製女貞　四
大生地　四

引痛　一

蔡左　形痛目赤腫努肉淚出濃眵脈遲細屬風寒濕鬱火與勢級

加　煅石決　半　杭甘菊　錢　九月十一日

輕視

老蘇梗　三　荊芥　錢、　蔓荊子　三　木賊草　半

川羌活　分　防風　三　小川芎　錢　炒淡芩　錢

製小朴　半　蟬衣　半　廣藿梗　錢　草決明　三

加　白池菊　三月初十日

復診

蔡左　形痛寒熱目赤條均得稍減視當畏明仍宗前意

炒柴胡　半　黑元參　三　炒歸尾　錢　木賊草　錢

老蘇梗　三　炒淡芩　錢　廣皮　半　蔓荊子　三

荊芥　錢　茺蔚子　三　草決明　三　薄荷　分

加　淨蟬衣　半　杭甘菊　錢　三月十四日

秦右　複診

左眼痛寒熱目赤諸恙皆減視之畏風多眵雲翳遮睛脈象和

采擬以平木祛翳法白

羚羊片　錢　炒當歸　三　廣藿　錢　木賊艸　半

煅石決　分　白蒺藜　三　炙青葙　錢　黑山梔　三

川芎　錢　決明子　四　地骨皮　三　甘菊　錢

加　蕤仁　三　夏枯花　錢　三月十九日

秦右　複診

左眼痛時作目赤努肉多淚瞳神凹翳脈象浮緊後受寒邪熱

屬情甚勿輕視之

老蘇梗　三　荊芥　錢　蔓荊子　三　木賊艸　半

孔痛　二

川桂枝 一下 白蒺藜 三 小川芎 八 决明子 四
製小朴 一 防風 三 廣藿梗 五 製香附 三
加 雞仁 三 杭甘菊 五 三月廿二日

復診

秦右 目赤雲障漸覺分消視尚畏明但脉象弦數尚非補症
羚羊片 三 煅石蟹竹 四 淨連喬 三 雞仁 三
細生地 半 黑元參 三 炒車前 四 炙桔梗 五
煅石决 开 白蒺藜 三 女貞子 三 杭甘菊 五
加 旱蓮草 三 四月廿二日

品翁 頭痛目赤脹白障畏風多淚復發脉遲右浮緊邪未盡解可
攻也
炒柴胡 半 生白术 五 荆芥 五 炒車前 四

老蘇梗 三　蔓荊子 三　苡米仁 四　木賊草 一

炒歸尾 三　白蒺藜 三　煅石決 八　川芎 一

加 杭甘菊 五　淨蟬衣 一　十月十九日

翁 復診

目痛雖止目赤脈暈障依然畏風多淚仍宗疎風加味必得

速效為宜

老蘇梗 三　荊芥 五　蔓荊子 三　[illegible] 四

炒柴胡 一　防風 三　廣陳皮 一　木賊草 一

黑元參 三　蟬衣 一　光杏仁 三　晚蠶砂 三

加 杭甘菊 五　十月廿三日

沈 右

目痛畏風目赤胞流淚努肉作痛寒熱交作脈弦遲三陽為

病從疎理治之

目痛

三

老蘇梗 三 防風 三 廣陳皮 才 光杏仁 三
前胡 三 秦艽 为 川鬱金 为 白蒺藜 三
荆芥 三 生香附 三 黑元參 三 焦建曲 三
加 冬桑叶 为 白蒺藜 廾 十月初十日

史 左

頭痛眩暈跌仆目暗厥陽上擾嘔吐所由致也脈弦細尤紀
所宜勿輕視之
姜汁炒川連 卜 橘白 才 石決明 开 茯苓 三
姜汁炒川朴 木 代赭石 三 遠志肉 木 瓜蔞皮 三
廣藿香 为 蔓荆子 三 穞豆皮 三 鈎鈎 好
加 姜汁炒竹茹 为 姜半夏 为 四月廿九日

譚 左

客邪久襲少陽頭痛目赤起珠星障注脈遲細勢恐輕視不易
消去也防目盲之憂

炒柴胡 中卜 蔓荊子 三 白蒺藜 三
小川芎 本 香白芷 八卜 净蟬衣 半
川羌活 八卜 青防風 三 光杏仁 三

陳 右

頭痛目赤時作下瞼起痰核屬風邪血熱挾痰滯氣機誤處不易痊愈

加 白莫翘 八卜

細生地 四錢 净蘇梗木 半 粉丹皮 三 法半夏 錢
炙甘草 錢 左秦艽 錢 川芎 錢 製香附 三
荊芥 錢 茺蔚子 三 全當歸 三 夏枯花 三

加 杭甘菊 錢

三月廿日

徐 右

體質豐虛、襲冒風溫、虛陽卽從上越、頭痛耳鳴目赤雲障畏明、所由致也、脈象弦細而數、尚先清解為主

頭痛

四

荆芥 三　前胡 三　湖丹皮 錢　白蒺藜 三
防風 三　細生地 四　茺蔚子 三　皮桔叶 三
秦艽 錢　川鬱金 錢　黑山梔 三　川石斛 三
加 杭甘菊 錢　鈎、 四　八月十二日

陳右 營血不足頭痛耳鳴目瘀流淚脉象弦滑此虛陽上擾治与
養營平肝爲主
小生地 四　湖丹皮 錢　生鱉甲 半　白蒺藜 三
煅石决 兩　川芎 才　净鈎、 三　炒歸身 二
東白芍 三　黑元參 三　冬桑叶 錢　法半夏 錢
加 皮桔花 三　杭甘菊 錢　二月二十日

許右 邪襲少陽、明頭痛目赤畏風身熱脉遲細鼻塞脘悶清
竅失司治宜和解佐以宣達

炒柴胡 一钱 白蒺藜 三钱 光杏仁 三钱 净蝉衣 钱半
川桂枝 八分 製香附 三钱 廣皮 一钱 粉丹皮 二钱
小川芎 一钱 炒黄芩 钱半 姜半夏 钱半 蔓荆子 三钱
加 荷叶 钱半 九月初五日

李右 頭痛耳鳴目赤作痛，風陽擾之，脉弦細。慮其高年不易痊愈。
川羌活 八分 秦艽肉 钱半 小川芎 一钱 穞豆皮 三钱
酒炒當歸 二钱 白蒺藜（去刺） 三钱 石决明 七钱 鈎鈎 四钱
荆芥 钱半 蔓荆子 三钱 製香附 三钱 陳皮 一钱
加 草决明 三钱 甘菊 钱半 五月廿八日

復診

李右 日来復感風邪，目赤頭痛並作，脉弦細，年高患此，殊非如前之易治也。

頭痛 五

老蘇梗 錢半 蔓荊子 三 赤白芍 三 白蒺藜 三

獨活 一錢 淡吳萸 八分 製香附 三 廣藿 錢半

沙苑 三 小川芎 一錢 青防風 三 甘菊 錢半

加 鮮荷葉一角 閏月朔日

服 右 風邪外感引痰目眶流淚脈象遲細右弦緊勢非輕視

川羌活 一錢 防風 三 川鬱金 錢半 蟬衣 一錢

前胡 三 白杏仁 三 蔓荊子 三 黑元參 三

荊芥 錢半 廣陳皮 一錢 法半夏 錢半 川芎 一錢

加 夏枯草 三 杭甘菊 錢半 閏月初九日

復診

服 右 目眶減引痰引容脈遲細邪未盡解勢尚非要輕

川羌活 一錢 荊芥 錢半 白杏仁 三 川鬱金 錢半

老蘇梗 三　防風 三　蔓荊子 三　艸決明 三
前胡 三　炒歸尾 錢半　川芎 八分　木通 八分
加 蟬衣 八分　杭甘菊 錢半　四月十一日

維翁 耳痛雖減。入夜寒熱。耳痛尤甚。脉弦。清以和肝熄風。
炒柴胡 五分　東白芍 三　白蒺藜 三　法半夏 錢半
小川芎 八分　淨藁本 錢半　蔓荊子 三　鉤藤 三
全當歸 三　炒白芷 八分　獨活 八分　甘菊 錢半
加 乾荷葉邊 一枚　九月初七日

復診

維翁 耳痛寒熱頓減，惟時有耳鳴牙痛，汗出偏右，營衛失諧所由
致也，再宗前意，從商調攝
生綿芪 三　酒炒當歸 三　旱蓮草 三　獨活 八分

耳痛　六

焦白术 一钱 川芎炭 一钱 左秦艽 一钱 法半夏 一钱
东白芍 三 白蒺藜 三 带皮苓 四钱 牡蛎 四钱
加 乾荷叶边 一角

九月十二日
奶奶 頭痛連及眉稜目眶紅絲滿佈流淚此係邪鬱少陽之脈絡弦緊宜清疏理
炒柴胡 一钱 川芎 一钱 蔓荆子 三 川鬱金 一钱
全當歸 酒浸 三 東白芍 三 白杏仁 三 防風 三
荊芥 一钱 蔓荊子 三 生香附 三 夏枯花 三
加 冬桑叶 一钱 杭甘菊 一钱

十月初六日
蕭翁 暑風外侵退鬱陽明目赤眶多眵頭痛寒熱所由致也脈浮宜擬清解之
老桑梗 一钱 廣藿梗 一钱 光杏仁 三 冬桑叶 一钱

製川朴 才 浄連翹 三 光杏仁 三 炙青蒿 为
薄荷 才 黑山栀 三 炒牛蒡 为 金銀花 三
加 六一散 三 鮮荷叶包煎
七月初六日

蔣 右
頭痛目微赤作痛雲翳陡起脉遲細势属不輕恐易瞿命
炒柴胡 卆 蔓荆子 三 木賊草 为 秦艽 为
炙升麻 外 老蘇梗 为 浄蟬衣 卆 荆芥 为
小川芎 为 草决明 三 夏枯草 4
加 杭甘菊 为
五月望日

楊 右
頭痛寒熱目赤脉（眶）努肉作痛脉遲細以倡擬以疎散
老蘇梗 三 炒歸尾 为 法半夏 为 蔓荆子 三
炒柴胡 卆 荆芥 三 製香附 三 木賊草 4
焦白术 为 大赤芍 三 川芎 为 炒淡芩 为

頭痛 七

沈右　頭痛目脹，雲翳赤絲，畏明多眵，脈弦緊，此風邪外侵，勢頗淹纏。

正氣

加　淨蟬衣　八分　杭甘菊　錢半　九月廿七日

老蘇梗　三錢　炒柴胡　八分　蔓荊子　三錢　廣皮　一錢半

荊芥　錢半　淨蟬衣　八分　決明子（草）　四錢　真山梔　三錢

青防風　三錢　木賊草　錢半　茺蔚子　三錢　蕤仁　三錢

加　白池菊　錢半　三月十四日

許右　頭痛目赤，白絲畏明，寒暑交阻，舌黃膩，脈遲細，勢屬重氣。

老蘇梗　三錢　川芎　錢半　白蒺藜　三錢　廣藿　錢半

炒柴胡　八分　蔓荊子　三錢　木賊草　一錢　法半夏　錢半

製川朴　八分　荊芥　錢半　蟬衣　八分　川鬱金　一錢

加　光杏仁　三錢　六一散（綿裹入包三錢）三錢　七月十八日

范　頭痛目赤腫，左目雲翳久僵而痛甚，脉弦遲細，勢屬重劇，不易痊愈。

炒柴胡　八分　焦白术　錢　法半夏　錢　木賊草　錢
老蘇梗　三　荊芥　錢　製香附　三　草決明　三
小川芎　錢　淨蟬衣　半　蔓荊子　三　夜明砂　三
加　杭甘菊　錢
九月初九日

許　左　頭痛目昏多眵，由肝膽氣熱所致。
羚羊片先煎　三　蔓荊子　三　薄荷　半　川鬱金　錢
細生地　四　夏枯花　二　連翹　三　生香附　三
粉丹皮　錢　白蒺藜　三　焦山梔　三　杭甘菊　錢
加　鮮荷葉邊　一角
六月廿七日

謝　右　營虛感受風邪，頭痛目赤經久，視物昏花，脉弦濇，治在少陽

頭痛　八

酒炒當歸 三　東白芍 三　秦艽 錢　炙桔梗 三

川芎 錢　荊芥 三　生香附 三　炒柴胡 八

小生地 四錢　防風 三　川鬱金 錢　淡子芩 錢

薛 右 肝痛目昏多眵腹痛便溏擬從宣化

加 煅石決 八　杭甘菊 錢　十月望日

煨葛根 八　炙建曲 三　煨木香 半　蔓荊子 三

冬桑叶 錢　川芎 半　炙枳殼(壳) 半　炒麥芽 三

廣陳皮 半　赤苓 三　光杏仁 三　製香附 三

加 法半夏 錢　杭甘菊 錢　六月望日

夏 右 雲翳泛睛肝痛畏風宜清解之

炒柴胡 八　蔓荊子 三　川木瓜 三　炒麥芽 錢

芦荟 半　蔓荊子 三　川芎 半　焦山梔 三
生香附 三　夏枯花 三　木賊草 半　白池菊 錢
加 蟬衣 錢半　六月三十日

沈 右 頭痛目赤泪爛作癢年高患此宜以和營祛風
炒柴胡 半　荊芥 錢　秦艽 錢　白蒺藜 三
小川芎 錢　防風 三　法半夏 錢　川鬱金 半
全當歸 三　湖丹皮 三　蔓荊子 三　煨石決 錢半
加 杭甘菊 錢　九月廿一日

唐 右 目星作痛頭疼畏風脈弦緊風邪刑剋肺肝勢屬非輕
炒柴胡 小　荊芥 錢　川芎 半　木賊草 半
全當歸 三　羌活 錢半　桑皮 三　淨蟬衣 錢半
防風 三　蔓荊子 三　廣皮 半　黑元參 三

頭痛

九

加　皮桔花　三　杭甘菊　錢　三月初旬

少爺 肝鬱偏頭風痛發則頭角拘束甚則嘔吐厥陽風木上觸故
目常流淚作赤脉。左弦細。舌根黄兼红偶感風邪。不獨肝病
害目也。但體質素弱。極滲纏之氣拙方氣 政之。

羚羊片(先煎) 三 东白芍 三 蔓荊子 三 煅石決 廾
生首烏 四 炒歸身 三 淨鈎鈎 四 川芎 木
小生地 四 白蒺藜 三 杭甘菊 五 茯苓 三
加 冬桑叶 五 九月初九日

復診
少爺 用和陽熄風。偏頭風痛勢已減。脉象弦細而數。體質稚虚當
兆補氣。仍宗前意加味冀其奏效。
小生地 四 法半夏 五 川芎 木 煅石決 廾
东白芍 三 川石斛 三 白蒺藜 三 茯苓 三
頭風 一

生首烏 四錢 淨鈎鈎 四錢 野馬料豆 四錢 冬桑叶 一錢

加 炙甘草 八分 杭甘菊 一錢 十月初六日

宋右 瑩瓷厥陽變化內風上旋右偏頭風起經有年脉弦細症係

稚視多顛棘手防痛甚厥脫慎之

天麻 製首烏 四錢 蔓荊子 三錢 白蒺藜 三錢 炒枸杞 一錢

小川芎 一錢 土炒白芍 三錢 米白芷 八分 料豆皮 三錢

酒炒歸身 三錢 製香附 三錢 淨藁本 一錢 秦艽肉 一錢

加 杭甘菊 一錢 鮮荷叶 一角 七月初八日

宋右 復診

頭風有年前以和養息未減時有鼻衄面麻鼻柱頸項

結核等症顯然風痺已成肝陽易燄脉弦依然未張要戟

明天麻 一錢 清河柿 三錢 淨藁本 一錢 懷山藥 一錢

製首烏 四 蔓荊子 三 秦艽肉 錢半 小川芎 八分
甘枸杞 三 土炒白芍 二 酒炒歸身 二 炙龜板 四

加 石決明 六 白僵蚕 三 七月十九日

許 右 肝營偏虧風痛最易害目今目眵多淚於螺翳係損及瞳神脈弦細屬在年高勢極重氣恐失明之慮。

炒柴胡 八分 川芎 錢半 東白芍 三 法半夏 錢半
全當歸 三 製香附 三 防風 三 蔓荊子 三
真白朮 錢半 煅石決 六 甘枸杞 錢半 茺蔚子 三

加 炙甘草 八分 杭甘菊 錢半 十一月三十日

復診

許 右 肝風害目痛甚睛珠旋螺翳係投藥後視尚模糊症非善候。
瞳神痛損傷及肝腎屬在年高恐難復明也。

肝風 二

炒柴胡 卞 製首烏 四 東白芍 三 羌蔚子 三

大熟地 三 滁天冬 三 全當歸 三 煅石決 五

製香附 三 甘枸杞 为 川芎 为 懷山藥 为

加 炙龜板 四錢 杭甘菊 为 十二月初二日

堯翁孫風倫左目赤作痛瞳神散已損營陰虧但脈象弦緊先理

風邪為上策。

酒炒當歸 三 荆芥 为 炒柴胡 卞 廣陳皮 一

小川芎 一 白蒺藜 三 杭甘菊 为 肥玉竹 三

土炒白芍 三 蔓荆子 三 法半夏 为 料豆皮 三

加 乾荷叶 一角 二月十七日

復診

堯翁孫病經後目赤依然作痛視物畏明脈仍弦緊證屬陰虧當

照補氣再宗前意
炒柴胡 八分　净鈎勾 四錢　穭豆皮 四錢　杭甘菊 錢半
小川芎 八分　石決明 七錢　苦桔梗 錢半　炒車前 四錢
白蒺藜 三錢　蔓荊子 三錢　防風 錢半
加　乾荷葉邊 一角　二月廿日

復診
堯翁 頭痛已止　目赤漸覺分消　脈象較前大得和平　再宗前意兼俟奏功後商補攝
北沙參 三錢　穭豆皮 四錢　苦桔梗 錢半　杭甘菊 錢半
石決明 打 一兩　川草薢 三錢　炒車前 四錢　冬桑葉 錢半
净鈎勾 三錢　白蒺藜 三錢　女貞子 錢半
加　乾荷葉邊 一角　二月廿三日
防風 三

復診

堯翁　頭痛目赤，諸恙皆減，脉細，治以柔養。

肥玉竹　三　石決明　[illegible]　白蒺藜（去刺）　三　密蒙花　錢半

大生地　四　女貞子　三　茯神（辰砂拌）　三　湖丹皮　錢半

莧麥冬（去心）　三　炙龜板　四　穭豆皮　四

加　杭甘菊　錢半　二月廿七日

郭右　頭偏左痛，耳重聽，目不明，鼻溪痠痛，脉弦細而數，風陽上煽所致，倖慮能易奏功。

明天麻　八分　赤白芍　三　川鬱金　錢半　淨鉤鉤　三

川芎　錢半　白蒺藜　三　小生地　四　法半夏　錢半

全當歸　三　湖丹皮　錢半　秦艽　錢半　防風　三

加　煅石決　[illegible]　杭甘菊　錢半　四月十一日

郭 右 後診

左偏頭痛目昏。均得大減。眩暈耳鳴時發。火升營虛陽上擾。

肝陰脈弦細而數。宜養肝熄風為主。

製首烏 四　小生地 四　湖丹皮 半　煅石決 八

明天麻 半　白蒺藜 三　黑山梔 三　女貞子 四

炒歸身 半　東白芍 三　川芎 半　製香附 三

加 杭甘菊 半　淨鈎 三　四月二十日

張 左

頭痛偏左。最易損目。肢瞳神脹珠作痛不已。脈遲細。勢頗棘手。近因鬱悖不舒。須開懷調養。聊借藥力而已。

炒柴胡 八分　土炒白芍 三　蔓荊子 三　製香附 三

酒炒當歸 三　白蒺藜 三　淨陵葉 半　炙柏葉 半

川芎炭 半　淨藁本 半　炮姜炭 八分　淨蟬脫 八分

頭風

四

加郁李仁 三　九月重陽日

張　右　復診

耳痛稍緩，右目翳佈眼減，右瞳起珠，勢尚未穩，豈可藐視耶。

脉細，仍照前方加味，以圖寸效。

炒柴胡 半　川芎炭 錢　蔓荊子 三　製香附 三

川桂枝 八分　法半夏 錢　草決明 三　淨桑葉 錢

酒炒當歸 三　炙白芷 半　炒枸杞 三　廣藿香 錢

加　杭甘菊 錢　白蒺藜 八分　九月十二日

張　右　復診

耳痛寒熱癃痰諸恙皆緩，惟兩目努肉翳珠未得速減，脉象較稍大，得和平，急宜和理，以祛保法為要。

沙柴胡 半　製香附 三　淨蘇木 半　白芥子 半

炙首烏 四 炒杞子 三 川紅花 八分 淨蟬蛻 七个
炒歸身 三 左秦艽 錢半 姜半夏 錢半 青龍衣 半个

金 右 厥陰頭痛偏左連耳目噫噯脈遲細勿輕視之
加 杭甘菊 錢半 白荳蔻 八分 九月廿五日
淡吳萸 八分 廣藿梗 錢半 川芎炭 一錢 石決明 一兩
蔓荊子 三 製香附 三 東白芍 三 杭甘菊 錢半
姜半夏 錢半 白蒺藜 三 鈎鈎 後入
加 鮮荷葉邊 一枚 六月十八日

復診
金 右 厥陰頭痛稍減惟目翳多淚仍宗前意
淡吳萸 八分 廣藿梗 錢半 川芎 一錢 石決明 一兩
製朴絲 一錢 白蒺藜 三 蔓荊子 三 陳皮 一錢
頭風 五

姜半夏 錢 鈎〻 三 淨蟬衣 七分 桑葉 錢

陸 右 右偏引風作痛難忍目赤纏脛水輪起珠而視糢糊肝陷風

加 鮮荷叶邊 一枚 六月二十日

客肉攢所陵脈遲舌膩勢非淺恙不易治也暫擬疎肝未知

妥否

軟柴胡 分 淨桑葉 錢 廣陳皮 錢 炒車前 四

川桂枝 分 酒炒當歸 三 白蒺藜 三 丹皮 三

小川芎 分 蔓荊子 三 木賊草 錢 製香附 三

加 淨蟬衣 七分 淨紅藤 正月廿四日

張 右 素患偏引風時作茜之目赤橫脈脹瞳作痛不已按脈遲細

症屬寒乘少陽經閃未也勢非小恙豈可輕視耶法擬和化

為妥策

酒炒當歸 三　製香附 三　軟柴胡 卞　蟬衣 卞
淨藁本 錢　法半夏 錢　白蒺藜 三　丹皮 三
製蒼朮 錢　廣陳皮 本　炮薑炭 卞　茺蔚子 三
加　白蔻殼 中　川芎 卞　二月三十日

翁 右
風客內蘊少陽，左偏頭風作痛，而致目赤翳佈泛瞳，畏明多
淚，按脈遲細，勢非小恙，擬當熄風化邪
軟柴胡 卞　蔓荊子 三　廣陳皮 4　木賊草（去節） 4
小川芎 卞　荊芥穗 錢　白蒺藜 三　淨蟬衣 卞
淨藁本 錢　淨蘇木 本　粉丹皮 三　姜半夏 錢

陸 右
頭風久纏，客熱，噯噯作呃，耳鳴，瑩陰竄風陽上擾，有年患此，
勿輕視之，不易清愈
加　白蔻殼 中　甘菊 錢　十月廿五日

頭風　六

明天麻 八 小川芎 钱半 法半夏 钱半 炒归身 三
东白芍 三 净藁本 千 煅石决 开 左秦艽 钱半
制首乌 四 羚羊片先煎 三 穞豆皮 四 独活 八

钱 右 头风久缠，发肘连及眉棱痠楚，兆呕吐恶，肝风犯胃，湿痰凝
滞，先以疏理。 加 干荷叶边一角 杭甘菊 钱半 九月廿二日

焦白术 钱半 东白芷 八 炒归身 三 秦艽 钱半
法半夏 钱半 川芎 钱半 煅石决 开 蔓荆子 三
东白芍 三 白蒺藜 三 制香附 三 白蔻仁 八
加 杭甘菊 四月初八日

江 右 头痛偏左，目赤云翳模糊，脉迟细，寒热势虐，重兼年高，思此
恐失明之虑

炒柴胡 八分 全當歸 二 蔓荊子 三 生白朮 錢
淨藁本 錢 赤白芍 二 小川芎 錢 煅石決 五分
老蘇梗 二 白蒺藜 三 製香附 三 淨蟬衣 八分

范

右 始患外風目赤流淚雲霧畏明脈象弦細而濇虛陽並挾外
感外易痊愈

加 杭甘菊 錢 十月廿五日

小生地 四 川芎 錢 湖丹皮 二 法半夏 錢
赤白芍 二 防風 二 製香附 三 川鬱金 錢
白蒺藜 二 秦艽 錢 焦白朮 錢 黑山梔 三

沈

右 風邪久襲陂目痛偏左外痛連及腦頂脈弦細勢張擬視治
以和解

加 煅石決 半 杭甘菊 錢 三月十九日

外風 七

炒柴胡 一錢 川芎炭 錢半 炙白芷 一錢 製香附 三錢
酒炒當歸 二錢 土炒白芍 二錢 白蒺藜 三錢 法半夏 錢半
淨藁本 一錢 蔓荆子 三錢 淨鉤鉤 四錢 白荳蔻 八分

王 右 頭風偏左畏光目微赤瞳神散大而視模糊此係氣陰兩虧
苗受外感勢恐礙視
加 杭甘菊 錢半 八月初十日
炒柴胡 八分 甘枸杞 一錢 白蒺藜 三錢 杭甘菊 錢半
東白芍 二錢 製香附 三錢 製首烏 四錢 煅石決 一兩
炒歸身 錢半 小川芎 一錢 茯苓 三錢 防風 二錢

汪 右 頭痛偏左目胞赤而視畏明脉遲細風邪久襲勢屬重症
加 光杏仁 三錢 穞豆皮 四錢 三月上巳日
炒柴胡 八分 老蘇梗 錢半 製香附 三錢 廣藿香 錢半

小川芎 钱 白蒺藜 三 法半夏 钱 木贼叶 半
淨藁本 钱 蔓荆子 三 淨蟬衣 八分 一
加 杭甘菊 钱 六月十八日

祝

右 始患肝風目眥赤溢爛作癢流淚擬以疏洩風邪
川羌活 半 杭白芷 八分 川芎 半 冬桑叶 钱
荊芥 钱 素丸 钱 茺蔚子 三 桑白皮 三
防風 三 全當歸 三 粉丹皮 钱 焦山梔 三
加 杭甘菊 钱 四月初九日

李

右 肝痛偏右目翳滿佈根深難許速瘳
炒柴胡 半 法半夏 钱 白芥子 半 杭甘菊 钱
酒炒當歸 三 廣陳皮 半 杭白芷 八分 淨藁本 钱
川芎炭 钱 白蒺藜 三 蔓荆子 三
肝風 八

俞右

加乾荷叶 一角　　二月初三日

肝風久纏目翳作痛不易全愈

净蒺藜 め　防風 三　老蘇梗 め　木賊草 木

小川芎 め　赤芍 三　製香附 三　秦艽 め

蔓荊子 三　蝉衣 卆　廣陳皮 木

加杭甘菊 め　　二月廿二日

王右

肝痛偏左連及耳目厥陽變化内風脉弦不摒木火内害勿

輕視之

製首烏 04　薄荷 木　白蒺藜 三　製香附 三

净蒺藜 め　炒丹皮 三　净鈎丁 04　穭豆衣 三

川芎炭 木　黑元參 め　石決明 环　蔓荊子 二三

加杭甘菊 め　　九月初十日

沈沈頭風偏左久纏目翳畏明高年患此勢屬重症

炒柴胡 六分 蔓荊子 三 白蒺藜 三 木賊草 平

小川芎 錢 全當歸 三 炙蘇梗 三 草決明 三

淨藁本 錢 赤白芍 三 青防風 三 淨蟬衣 半

加 杭甘菊 錢

新正月初八日

范右　産汝元虚目微赤瞳神散大而視糢糊形蒙耳鳴先以柔養　一

法當調補

大生地　四　菟絲子　三　炒歸身　为　东白芍　一　三
炙龜板　半　女貞子　三　法半夏　为　煅石决　半
製首烏　四　炙五味　卆　小川芎　为　白蒺藜　三
加　穭豆皮　四　杭甘菊　为　年月初九日

復診

范右　元虚目微赤瞳神散大服藥後似乎稍減（略小）但形蒙耳鳴虚象
疊見補之可投急切難許奏功

潞党参　三　东白芍　三　炒歸身　为　炙五味　卆
大熟地（蒸曬）　四　菟絲子　三　小川芎　为　煅石决　半
製首烏　四　炙龜板　半　山萸肉　为　薏米仁　四

元定　一

加 杭甘菊 为 年月初七日

復診

范右 目眥微赤瞳神散大仍宗前意加味

潞党參 三 炒归身 为 炙五味 七卜 女貞子 三

大熟地（鹽炒） 半 东白芍 三 茯神（辰砂拌） 三 澤瀉 为

製於术 半 懷山藥 为 麦冬 三 淅丹皮 三

加 穭豆皮 吋 烏賊骨 三 年月十二日

吴右 產後營虛生風形蒙目赤翳佈耳鳴脉弦細勿輕視之

炒归身 三 秦艽肉 为 製香附 三 鉤〻 三

小川芎 半 白蒺藜 三 左牡蠣 吋 甘菊 为

东白芍 三 蔓荆子 三 穭豆皮 三 砂仁壳 一分

加 石決明 半 六月廿五日

卓 右川 産汝瑩霓目微赤而視畏明多眵擬以柔養
全當歸 三 東白芍 三 煅石決 半 黑山梔 一三
小生地 四 粉丹皮 三 茯(辰砂拌)神 三 元參心 一三
山萸肉 半 蔓荊子 三 川鬱金 半 蕤仁 三
加 杭甘菊 五 九月初三日

史 右泾 産汝元霓目障畏明勢屬輕擬以柔養
原生地 四 白蒺藜 三 沙苑子 三 莧麥冬 三
炒歸身 三 煅石決 半 製香附 三 茯神 三
東白朮 三 炙龜板 四 夜明砂 三
加 杭甘菊 五 十月初五日

趙 右淞 産汝瑩霓風陽上擾耳蒙耳鳴心悸目不赤疼而視糢糊勢屬淺善調為要

元霓 二

潞黨參（元米炒）　三　小川芎　五　女貞子　三　茯神（辰砂拌）　三

製首烏　三　白蒺藜　三　菟絲子　三　製香附　三

炒歸身　三　東白芍　三　棟棗仁　三　廣陳皮　半

加　煅石決　四　杭甘菊　五　四月廿一日

褚右 病後氣陰兩虧致目不赤疼而視糢糊瞳光散大無光恐延痼症非善徵

炒歸身 二　東白芍 二　北五味子 廿　製首烏 一兩

炙白术 錢半　白蒺藜 三　女貞子 三　炙龜板 兩

大生地 兩　淡天冬 二　山萸肉 錢半　煅石決 八

加 杭甘菊 錢半　三月廿三日

唐右 目不赤疼而視畏風右瞳散大勢頗淹纏

炒歸身 二　女貞子 三　煅石決 八　夜明砂 包 三

東白芍 二　北五味 廿　炙龜板 兩　蕤仁 三

炒柴胡 分　白蒺藜 三　小生地 兩

加 杭甘菊 錢半　新正月十一日

瞳 大

一

梅木 右目並不赤疼而視糢糊瞳神细小火衝水降年高患此恐失明之慮。攜

大生地 四 炙龜板 四 女貞子 三 甘枸杞(鹽水炒) 六
懷山藥 六 炒川栢 一 茯苓 三 煅石決 八
湖丹皮 三 澤瀉 六 炒歸身 三 穭豆皮 四
加 杭甘菊 六

三月十四日

梅右 復診

右目瞳神细小。引蒙耳鳴。水不涵肝。風陽上擾。年高患此難
許脫根。

製首烏 四 女貞子 三 菟絲子 三 肥知母(鹽水炒) 三
大生地 四 東白芍 三 白蒺藜 三 穭豆皮 四
炙龜板 四 煅石決 八 甘枸杞(鹽水炒) 六 夜明砂(包) 三

瞳小一

加杭甘菊 錢　　三月二十日

復診

梅右　右瞳細小，內障呈現，雖覺稍減，但（頭暈）耳鳴，風陽上擾，耳竅患此，難許奏功

西黨參（元米炒） 三　吳萸板 錢　遠志子 三　黑胡麻 三

大熟地（砂仁拌） 三　東白芍 三　甘枸杞（鹽水炒） 錢　煅石決 半

原生地 錢　炒歸身 錢　白蒺藜 三　懷牛膝 錢

加穞豆皮 錢　杭甘菊 錢　　四月十四日

復診

梅右　右瞳細小，疊投滋補，諸恙皆減，日來復作，仍擬前方加味

製首烏 錢　吳萸板 錢　白蒺藜 三　甘枸杞（鹽水炒） 錢

大熟地（砂仁拌） 錢　[illegible] 三　焦白朮 錢　煅石決（打） 米

明天麻 八分 東白芍 三 菟絲子 三 女貞子 一

加 杭甘菊 錢半 五月二十

復診

梅右 目赤復發，視物畏明，證兼外感風邪，先擬疏理，後商調補。

炒歸身 二 防風 二 甘枸杞 錢半 雲茯神 辰砂拌 三

白蒺藜 三 光杏仁 三 煅石決 一兩 左秦艽 錢半

肥玉竹 三 東白芍 三 小川芎 錢半 穞豆皮 四

蘇梗 二 加 法半夏 錢半 杭甘菊 錢半 五月廿八日

俞左 兩目並不赤痛，而視糢糊，瞳神細小，火灼水虧也。切忌輕視之。

大熟地 四 莧麥冬 二 女貞子 三 懷山藥 錢半

原生地 三 炒澤瀉 錢半 雲茯苓 三 石決明 半

炙龜板 半 焦川柏 半 菟絲子 二 夜明砂 三

瞳小 二

加 白甘菊 五 二月廿日

俞 左 復診 两目瞳神细小，日来渐觉不明，此症非也，但视亮，恐难不易愈，服根。

再宗前意，冀更奏功。

大熟地（炭） 四 炒泽泻 三 地骨皮 三 茯神（辰砂拌） 三

原生地 四 炙黄柏 一 女贞子 三 怀山药 五

炙龟板 四 湖丹皮 三 菟丝子（盐水） 三 石决明 八

加 穞豆皮 四 夜明砂 三 三月十一日

李左　腎陰不足致兩目並不赤疼而視糢糊瞳神淡色脈弦細腎水竭矣頗費調治須防青盲

大熟地（蛤粉炒）四　東白芍 二　北五味子 半　煅石決 半

淡天冬 二　白蒺藜 三　山萸肉 兩　炒歸身 二

原生地 三　炙龜板 四　懷山藥 兩　焦白朮 兩

加　杭甘菊 兩　夜明砂 三　桂月廿九日

李左　復診　投滋養肝陰兩目視物略有微光瞳神淡色且大總係肝腎兩虧脈細其神仍與前意

大生地 四　白蒺藜 三　焦白朮 兩　懷山藥 兩

炒歸身 二　東白芍 二　北五味子（蛤粉炒）半　製首烏 四

淡天冬 二　山萸肉 兩　甘枸杞 兩　炙龜板 四

瞳淡

一

述左

兩目並不赤痛，而視糢糊，左瞳淡色，係腎水之暗耗，由來久矣。年逾花甲，肝陰並虧，擬以柔養。

加 煅石決 半 杭甘菊 五 九月初四日

潞黨參（天吞炒） 三 甘枸杞（鹽水炒） 五 兔絲子 三 淡天冬 三

大熟地 四 東白芍 三 茯神（辰砂拌） 三 懷山藥 四炒

原生地 四 白蒺藜 三 炙龜板 四 煅石決明 半

加 杭甘菊 五 二月初九日

時右　左目被傷瞳神陸起黑珠作痛畏明勢属重症恐先明之憂

大生地　半　明乳香　小　製香附　三

酒炒當歸　三　川紅花　半　淨末藥　半　煅石決　半

小川芎　錢　光杏仁　三　甘枸杞　錢　酒炒蒺藜　錢

加　杭甘菊　錢　三月廿三日

復診

時右　右瞳被傷黑珠陸起（白翳）拔藥後視物糢糊近黄作痛寒熱脈細

勢尚張狂恐失明之患

老蘇梗　三　法半夏　錢　小生地　牛　黑枳殼　半

酒炒當歸　三　光杏仁（研）　三　酒炒蒺藜　錢　羌蔚子　三

小川芎　錢　蔓荊子　三　淨蘇木　半　[illegible]　三

加　䗪虫　半　懷牛膝　半　三月廿六日

被傷　一

復診

時右 左瞳被傷。投藥來，黑珠似覺稍平。但傷痕未盡減。雖許全愈。

酒炒當歸 三 净蘇木 半 防風炭 三 法半夏 錢

大生地 四 川紅花 八 甘枸杞 錢 蘇梗 錢

川芎炭 錢 製香附 三 菟絲子 三 懷膝 錢

加 紫槿皮 錢 䗪虫 三个 三月廿九日

朱切 左目被傷，瞳神雲翳滿佈。勢恐損視。宜暫和血。以四物湯加味主之 川

酒炒當歸 三 净蘇木 半 沒藥 半 木賊草 一半

小川芎 錢 白杏仁 三 乳香 半 鉤藤 一錢

炙生地 錢 炙桑葉 半 蟬衣 半 白蒺藜 一三錢

朱 切 復診

被傷左瞳，瘀血滿佈，前以四物湯，腫勢漸減，惟翳膜遮睛，慎勿輕視之。

炒柴胡 八　淨蘇木 錢　明乳香 錢　劉寄奴 錢半

酒炒當歸 三　川紅花 八　酒炒防風 三　蟬衣 八

小川芎 錢半　淨沒藥 錢　製香附 三　石決明 四

加 酒炒防風 三

小春月十二日

戴 左

左瞳被傷，白睛滿泛，作痛不止，淚如濃漿，脈數，乃血絡受傷也。勢非輕淺，難許全復，勉擬活血養血一法。

加 夜明砂 三

小春月十二日

根生地 四　粉丹皮 三　明乳香 八　川芎 錢半

淨蘇木 錢　劉寄奴 錢　淨沒藥 錢　酒炒當歸 三

被傷 二

川红花 廿卜 白蒺藜 三 木贼草 半 焦栀壳 半

加 䗪虫 三卜 陈皮 半 月十四日

復诊

戴 左 左瞳被伤，白障满泛，作痛并减，此血络受伤，再守前剂，活血之品。

酒当归 三 炒丹皮 三 苏木 半 紫丹参 为

小川芎 卜 荆芥 为 红花 廿卜 炒黄芩 为

根生地 半 枳壳 半 木贼草 半 赤芍 三

加 䗪虫 三卜 密蒙花 为 月十六日

陸 左 两目被石灰所伤，赤痛多泪，拟以清解。

细生地 半 净苏木 半 甘草梢 廿卜 桑叶 为

大赤芍 三 黑山栀 三 湖丹皮 三 木通 卌

炒歸尾 五分 净連翹 三錢 鮮竹叶 廿片

朱

左 被火傷于兩目，延久治，左瞳已損，右瞳白障滿泛，翳遮睛，
淚如濃漿，已瘀血絲受傷，藥後雖得下視，略有微光，症已重
極，姑念遠來，勉再擬方，望其僥倖。否則

加 韭菜地上蚯蚓泥煎湯代水 二月廿七日

荊芥穗 五分 小川芎 八分 密蒙花 五分 甘菊花 五分
炒丹皮 一錢 天花粉 三錢 金銀花 三錢 明乳香 八分
净連翹 三錢 炒山梔 三錢 煅石決 四錢

江

左 左瞳被傷，略覺鬆減，惟視尚畏明，脈弦細，仍從前劑。

加 酒炒龍胆 半 四月廿一日

大熟地 四錢 酒炒白芍 三錢 法半夏 五分 煅石決 八錢
酒全當歸 三錢 白蒺藜 三錢 焦白术 五分 酒炒荊芥 五分

被傷 三

小川芎 錢　製香附 三　菟絲子 三　茺蔚子 三

加 杭甘菊 錢　新正月初五日

許右 左目拳傷，血瀦瘀滯，服藥後傷痕未退，勢尚未輕，恐失明之

憂。

酒炒當歸 三　單桃仁 三　白蒺藜 三　法半夏 錢

大熟地 四　淨蘇木 半　川紅花 半　茺蔚子 三

川芎炭 錢　淨沒藥 半　酒炒荊芥 錢　甘菊花 錢

加 大赤芍 三　䗪虫 十只　九月廿四日

董右 右目被傷，瞳神作痛，而視糢糊，勢虞重發。

大生地 四　赤白芍 三　甘枸杞 錢　川紅花 一半

全當歸 三　酒炒防風 三　淨蘇木 半　明乳香 一半

川芎炭 半　姜半夏 錢　荊芥 錢　煅石決 一兩

陳右　左目被傷瞳神の血搖作痛恐失明之憂　加杭甘菊　錢　三月十九日
原生地　四　酒炒防風　錢　川紅花　分　川芎　錢
酒炒当帰　三　大赤芍　三　明乳香　分　甘菊　錢
荊芥　錢　淨蘇木　半　淨末薬　半　陳皮　半
加　白蒺藜　三　紫槿皮　三　七月廿日

姚左　左目被傷赤痛白障畏明翳易灌　滲腫　加
酒炒当帰　三　大赤芍　三　明乳香　分　橘紅　半
荊芥　錢　川芎　錢　枳殻　半　木賊草　錢
酒炒防風　三　淨蘇木　半　小生地　三　草決明　三

朱右　左目被傷瞳神而視畏明恐失光之憂
加　杭甘菊　錢　七月初一日

被傷　四

酒炒當歸 三　淨蘇木 半　白蒺藜 三　防風 三
大生地 四　川紅花 半　炒枸杞 半　石决明 半
川芎炭 八　懷牛膝 三　菟絲子 三　杭甘菊 八
加 以石斛 三　六月廿一日

仲 左

左瞳被傷，壅腫如桃，作痛雖已，坐臥不安，赤障迷滿，畏明多淚，症因血絡受損，風熱大盛所由作也。勢非小恙，豈可輕視耶。

酒炒當歸 三　蔓荊子 三　川紅花 八　廣陳皮 半
制菊穗 八　白蒺藜 三　白杏仁 三　黑元參 八
小川芎 八　淨蘇木 半　鉤藤 四　卅枚 一三
加 生甘草梢 八　四月廿六日

光 左

左目被傷而赤痛多淚，脈弦濇，治以和營祛風。

老蘇梗 錢 酒炒當歸 二 酒炒防風 二 陳皮 錢

荊芥 錢 淨蘇木 半 白蒺藜 三 赤藥 半

小川芎 半 川紅花 分 焦枳殼 半 赤芍 二

加 草決明 三 光杏仁 三 九月十二日

潘右

被傷右目，赤障混睛，作痛不已。此血絡受損，治惟和血止痛

為上策，須避風為要。

全當歸（酒洗） 二 白蒺藜 三 酒炒防風 二 淨沒藥 半

小川芎 分 淨蘇木 半 荊芥 錢 淡子芩 錢

小生地 四 川紅花 分 明乳香 分

加 決明子（炒） 四 月十九日

被傷

五

王　右目翳起，珠勢頗濃，纏脉遲细，舌白，此肺肝同病也，殊易變証

炒柴胡　八　大赤芍　三　光杏仁　三　製香附　三
小川芎　卜　法半夏　半　鮮衣　卡　冬桑叶　半
酒炒当归　三　廣皮　卜　木賊草　卜

加　白葱头　三个連根　　四月初九日

後診

王　左目珠漸平，赤脉皆減，脉弦细，邪未盡，氣隱舒也，急切不易實愈

炒归身　三　土炒白术　半　石决明　四　鮮衣　廾
小川芎　卜　白蒺藜　三　夜明砂　三　冬桑叶　半
左秦艽　半　廣陈皮　卜　杭甘菊　半

加　炙甘草　八　起珠　一　　四月望日

脈切形面諸竅皆清陽交会之所陽明血少胃熱生風致目珠廢而口瘡唇燥齦赤腹微膨再清肺之上中二消翁庶焉能瘥

合

煨葛根 尔 細生地 朱 塊滑石 叫 灰桔花 为

生石膏 三 丹皮 三 連翹仁 三 黑元參 为

鮮石斛 朱 小川朴 半 黑山梔 三 天花粉 叫

加 晚蚕沙 三 鮮蘆根 尺 二月廿九日

復診

脈切按藥後諸恙雖減目珠廢而焉能復明但陽明胃熱未解口渴微唇燥仍照前意

煨葛根 半 細生地 朱 灰桔花 三 天花粉 一叫

生石膏 叫 炒子芩 为 菉豆衣 叫 連翹

製川朴 钱 薄荷梗 半 丹皮 三 草决明

劉 左

左目赤障壅脹水輪起珠畏明多淚此風邪內蘊少陽所由

加 鮮芦根 两 盐泥代水 三月初三

作也按脉遲細左關浮大不揖勢非淺羞珠不易治暫擬清疏

風化神為要策

軟柴胡 卡 蔓荊子 三 荊芥穗 钱 白蒺藜 三

川芎炭 半 淨蘇木 半 炒車前 四 夜桔花 钱

羚羊片 三 酒炒當歸 三 木賊草 半 陈皮 半

加 淨蟬衣 卡 杭甘菊 钱 十月初九日

複診

劉 左

左目赤障勢內漸漸鬆減仍視多淚按脉關細而數此肝家以陽

蘊邪勢不解難易治起風輪起珠豈可輕視耶再守前劑以和肝

起珠 二

軟柴胡 七分　淨蘇木 半　羚羊片 ヒ　淨蟬衣 七分
淨黃芩 ヒ　川紅花 四分　黑元參 ヒ　白蒺藜 四分
小川芎 六分　粉丹皮 三　酒炒當歸 三　炒黃芩 ヒ
加 石決明 兩　廣陳皮 半　十月十四日

劉 復診
左 左瞳珠除淤之翳，減去五六分矣，仍視模糊，再守前法加
味。從症屬淹纏，非易治之疾也。
軟柴胡 七分　小川芎 半　白蒺藜 三　荊芥 ヒ
煨石蟹 四分　淨蘇木 半　夜桂花 三　蟬衣 七分
羚羊片 三　川紅花 四分　酒炒當歸 三　蒺藜 四分
加 密蒙花 ヒ　青葙衣 半　十月十九

劉 左睛水輪起翳疊板斑形注彷徨來漸而視糢糊症難速治

別無他策再擬清肝

軟柴胡 下　大赤芍 三　荊芥 為　黄芩 為

酒炒龍胆 半　炒歸尾 三　羌活 半　炒車前 吋

煅石蟹 吋　淨蘇木 半　滑石 吋　丹皮 三

加蟬衣 半　甘菊花 為　十月廿六日

張 左 刺痛已止。目珠稍平。翳佈漸覺分消。復感風邪。段作類瘧。

客脉弦。勢頗纏綿。不易治也。防增重變痛。慎之。

炒柴胡 八卜　酒炒歸身 三　姜半夏 為　淨蟬衣 半

川桂枝 卟　土炒白芍 三　製香附 三　川芎 半

製小朴 半　左秦艽 為　廣藿香 為　杭甘菊 為

加砂仁末 卟　焦建曲 三　九月廿一日

超珠 三

復診

張　右目珠淤乎，脈細，神疲乳蒙，宜以柔養。

西党參　三　炒枸杞　三　懷山藥　为　廣藿　为

炒歸身　三　炙綿芪　为　法半夏　为　白蒺藜　三

焦冬术　为　雲苓　三　兎絲子　三　炒懷膝　半

加　青龍衣　卞　砂仁末　卟　九月廿四日

方　右乳痛目微赤，水輪起珠，而視糢糊，脈遲細，正虛邪實，高年患此，難易痊愈。

炒柴胡　卞　炒歸身　为　白蒺藜　三　防風　三

老蘇梗　三　東白芍　三　淨藁本　为　煅石決　笄

川芎　半　蔓荊子　三　製香附　三　廣藿　为

[illegible]　木賊草　半　七月廿八日

王 左风火伏而遏作目胞多泪拟以先散表邪势防起珠

淡豆豉 三 光杏仁 三 焦建曲 三 赤芍 三

牛蒡子 三 陈皮 半 青防风 三 白蒺藜 三

老苏梗 为 焦枳壳 半 净钩钩 后 甘菊 为

加 白葱头 二个 十一月廿日

王 右 投药后目珠虽减视尚畏明犹虑转翳恐失明之虞

生白术 为 法半夏 为 光杏仁 三 薏仁 三

全当归 三 制香附 三 焙茯苓 一 蝉衣 卡

炒柴胡 不 川芎 为 川石斛 三 甘菊 为

加 青葙衣 半 夏枯花 三 十二月十六日

叶 右 目赤肿起珠多泪势犯轻视治之不易愈

老苏梗 为 荆芥 为 白蒺藜 三 木贼草 半

起珠 四

廣藿梗 为 淵丹皮 二 煅石決 年 鮮衣 卞

銀柴胡 千 川芎 本 鈎〻 四 連喬 三

加 草決明 三 杭甘菊 为 七月初二日

楊

左 孔脹目赤起珠在目努肉脉遲細勢屬重症

老蘇梗 三 蔓荊子 三 光杏仁 三 黑元參 为

炒柴胡 卞 小川芎 为 白蒺藜 三 鮮衣 卞

荊芥 为 製香附 三 煅石決 年 法半夏 为

加 木賊草 为 夜明沙 三 十一月廿二日

周

左 目珠作痛畏明視物糢糊年高速此愈期難許

炒柴胡 卞 製香附 三 法半夏 为 防風 为

老蘇梗 为 白蒺藜 三 廣陳皮 本 木賊草 本

炒歸身 为 東白芍 三 廣藿梗 为 鮮衣

陳 右

痢後目赤起珠，證虛急，切不易霍愈。

炙冬术 錢半　炙枳殼 一錢　木賊草 一錢　蒺藜 三

炒生地 四　法半夏 錢半　谷精珠 三　炙建曲 三

東白芍 三　秦艽 錢半　煅石決 一兩　炙谷芽 四

加 杭甘菊 錢半　煅石決 一兩　年月三十晉

沈 左

目赤作痛難忍，風輪起珠，畏風洒淚，按脈遲細，此肝經不達（持起），

內蘊少陽，勢非輕淺，不可忽視。

加 廣木香 八分　杭甘菊 錢半　九月廿四日

軟柴胡 七分　白蒺藜 三　蔓荊子 三　肥知母 三

劉寄奴 三

川芎炭 錢半　川貝母 三　土炒白芍 三　福澤瀉 錢半

酒黃芩 錢半　旱蓮草 三　青葙子 三　炙甘草 八分

夏枯花 三　加 密蒙花 錢半　白芷[illegible] 八分　二月初九日

粉丹皮 錢半

起珠

五

計左

風替少陽之明，目珠四隆作痛，流淚所由致也。

炒柴胡 半　防風 三　川芎 半　炒車前 四

荊芥 五　羌蔚子 三　煅石決 半　黑元參 三

全當歸 三　蔓荊子 三　夜桔花 三　廣陳皮 半

加淨蟬衣 七個　杭甘菊 五　新正月廿八日

楊左

目珠作痛，努肉壅起而視糢糊，勢屬重氣，恐失明之慮。

炒柴胡 不　蔓荊子 三　製香附 三　木賊草 五

北細辛 示　炒歸尾 三　法半夏 五　鮮衣 七個

老蘇梗 三　白蒺藜 三　荊芥 五　草決明 三

加夜桔花 三　杭甘菊 五　新正月　日

楊左

目赤努肉，黑珠皆減，視出畏明，脈仍遲細，勢尚張揺。

老蘇梗 三　生白朮 五　光杏仁 三　白芥子 一

炒柴胡 一钱 法半夏 钱半 制香附 三钱 鲜衣草

全当归 三钱 焦米仁 四钱 决明子 四钱 木贼草 一本

加 杭甘菊 钱半

十一月廿五日

赵 珠 六

计 右

袁熱形痛左目赤障白珠作痛右目多淚脉遲細苔膩 經

恐失光之慮

焦白术 二錢 小川芎 二錢 製香附 三錢 焙石決 八錢

炒柴胡 一錢 酒炒當歸 三錢 淨蟬衣 七分 木賊草 一錢

老蘇梗 三錢 法半夏 二錢 焦山梔 三錢 荊芥 二錢

蔓荊子 三錢 加 杭甘菊 二錢 青龍衣 四分 二月初一日

白蒺藜 [illegible]

復診

计 右

袁熱形痛皆減但目珠雖平白障依然脉遲細邪未盡解經

恐失明之慮

炒柴胡 一錢 酒炒當歸 三錢 製香附 三錢 焙石決 八錢

老蘇梗 三錢 法半夏 二錢 光杏仁 三錢 木賊草 一錢

焦白术 二錢 荊芥 二錢 焦山梔 三錢 蟬衣 七分

白珠 一

加 白荳蔻 八分 杭甘菊 一錢 二月初四日

計 右 復診

投藥來診恙雖減但右瞳珠突從難許痊愈

炒白朮 一錢 女貞子 二錢 川芎 錢半 茯苓 三錢

炒歸身 一錢 法半夏 一錢 甘枸杞 一錢 東白芍 二錢

小生地 三錢 製香附 三錢 白蒺藜 三錢 煨石決 六錢

加 杭甘菊 一錢 白荳蔻 八分 二月初七日

王 右

右目赤痛白珠高突淚為濃漿瞳神已損焉能復明

原生地 四錢 老蘇梗 二錢 製香附 三錢 川芎 一錢

甘枸杞 一錢 炒柴胡 八分 焦枳殼 錢半 白蒺藜 三錢

炒歸身 一錢 焦白朮 一錢 煨石決 六錢 法半夏 一錢

加 杭甘菊 一錢 九月望日

周右

目赤腫作痛，左瞳白珠，延久失治，症屬重氣，着意調治，猶在目之光耳。

焦白术 錢半　天花粉 錢半　白蒺藜 三　蟬衣 七个

炙建曲 三　煅石決 錢半　密蒙花 錢半　草決明 三

生地骨皮 三　夜明砂 三　杭甘菊 錢半　澤瀉 錢半

加 木賊草 錢半

二月廿五日

白珠

二

沈 右 頭痛目赤陡起蟹珠畏明多淚脈遲細舌黄膩寒傷肝經勢屬重症恐失明之虞

炒柴胡 不　焦米仁 四　小川芎 为　荆芥 为

北細辛 三分　生白朮 为　全當歸 三　木賊草 半

老蘇梗 二　蔓荆子 三　製香附 三　淨蟬衣 八分

加 杭甘菊 为　白芷 一錢　十月十三日

復診

沈 左 頭痛目赤陡起蟹珠投藥來診羞皆減舌仍黄膩邪未盡解再宗前意加味冀其奏功

炒柴胡 一錢　老蘇梗 二　小川芎 为　木賊草 半

生白朮 为　蔓荆子 三　製香附 三　淨蟬衣 中

製小朴 八分　白蒺藜 三　淨黃芩 为　法半夏 为

賀珠

一

加　青龍齒　先下　杭甘菊　钱　十月十七日
石決明　先下

沈左　復診
頭痛目赤諸恙皆減但蟹珠未平視尚畏明仍宗前意加味
冀其奏功
原生地　三　白蒺藜　三　淨蘇木　半　淨蟬衣　七分
生白朮　钱　小川芎　钱　川紅花　八分　煅石決　半
全當歸　三　製香附　三　木賊草　半　決明子　三
加　青龍衣　八分　杭甘菊　钱　十月廿一日

陸左
頭痛目赤皮陸起蟹珠右目雲翳畏明眼眵不解肝陽並熾
勢屬重症
老蘇梗　三　川芎　钱　白蒺藜　三　東白芍　二
少柴胡　八分　甘枸杞　半　製香附　三　淨蟬衣　七分

焦白朮 钱半 原生地 三 煅石决 钱半 杭甘菊 钱半

加 青龍脫 半 十月初三日

復診

右目蟹珠稍平雲翳略覺少消寒傷肝陰經恐失之慮再宗

前意冀其奏功

陸 左

炒柴胡 六分 川芎 钱半 甘枸杞 钱半 製香附 三

老蘇梗 三 白蒺藜 三 原生地 四 净蟬衣 七分

焦白朮 钱半 全當歸 三 煅石决 钱半 杭甘菊 钱半

加 净蘇木 半 青龍衣 半 十月初六日

王 左

風寒邪替太陽少陽陵刑脹目腫作痛流淚蟹珠陡起視物

無形脉象弦遲(左)勢重殊恐失光之慮

老蘇梗 三 防風 三 生香附 三 左秦艽 钱半

蟹珠 二

川羌活 钱　法半夏 钱　川鬱金 钱　川芎 钱

荆芥 三　焦白术 钱　广桔花 三　木贼草 半

加　川甲片 卡　杭甘菊 钱　午月初一日

王 左

復診

目赤雖減，胀势尚甚，蟹珠亦未平復，視物昏花，脉仍弦遲耶

赤脉仍与前方加味，势尚未平痛

老蘇梗 三　荆芥 三　法半夏 钱　川鬱金 钱

焦白术 钱　前胡 三　製香附 三　焦山梔 三

川羌活 钱　製朴 分　川芎 钱　木贼草 半

加　杭甘菊 钱　白豆蔻 八　午月初三日

王 左

復診

目赤雖皆減，蟹珠亦漸平復，視尚畏明，脉弦濇，舌黄尚膩耶

赤退翳再宗前意兼以奏效

川羌活 为 川芎 为 淡子芩 为 川鬱金 为

焦白朮 为 製香附 三 白蒺藜 三 木賊草 八

前胡 二 法半夏 为 秦艽 为 荊芥 二

加 杭甘菊 为 白蒺藜 廿卜 年月初六日

復診

王 左

目赤減後蟹珠亦解散矣惟雲障視昏畏風脈弦細濇邪未

盡解陰亦暗耗治之頗易

焦白朮 为 川芎 为 淡子芩 为 煅石決 八

川羌活 八 製香附 三 黑山梔 三 白蒺藜 三

小生地 四 潮曲冬 二 炒車前 四 反桔花 二

加 鮮衣 廿卜 杭甘菊 为 年月初十日

蟹珠 三

李　左

目眭作痛寒熱由營濕氣滯所致陡起蟹珠脉象遲細勢屬重就恐失光之慮

老蘇梗　三　法半夏　錢　廣陳皮　半　川羌活　下
製朴　半　白杏仁　三　荆芥　錢　生白术　錢
前胡　三　廣藿香　錢　川鬱金　錢　生當歸　三
加　杭甘菊　錢　白蒺藜　下　七月十七日

復診

李　左

寒熱已解目睛痛傷蟹珠亦稍平塌乳痛畏風歸未尽解瘡勢從恐失光之慮

老蘇梗　三　製朴　半　荆芥　錢　廣藿香　錢
川羌活　半　前胡　三　焦白术　錢　白杏仁　三
炙甘草　三　生當歸　三　廣桔紅　三　法半夏

李左 復診

蟹珠稍平雲障畀眼作痛流淚邪未盡解勢尚帳[未]極再宗前意冀其奏功

炒柴胡 八分 荊芥 錢 東白芍 三 懷牛膝 錢

川羌活 六分 焦白朮 錢 黑元參 三 川萆薢 錢

生當歸[馬] 三 法半夏 錢 冬桑叶 錢 煅石決 兩

加 蟬衣 七片 杭甘菊 錢 七月廿二日

李左 復診

蟹珠漸覺分消脈象弦細體質素虧恐難復全着意調治保左目之光耳

炒柴胡 八分 甘枸杞 錢 小生地 四錢 東白芍 三

加 炙桔花 三 杭甘菊 錢 七月廿六日

蟹珠 四

川羌活 下　懷牛膝（鹽水炒）钱　旱蓮草 三　煅石决 半

全當歸（酒炒）三　焦白术 钱　女貞子 三　夏枯花 三

加　炙甘草 四　杭甘菊 钱　桂月初廿日

復診

李左　蟹珠減去七八分矣，視岀畏明，流淚，舌黄，脉细濇，證虚挾濕，極淺僅之勢，再与前法加味。

焦白术 钱　全當歸 三　黑元參 三　湖丹皮 钱

小生地 四　甘枸杞 钱　旱蓮草 三　懷牛膝（鹽水炒）钱

肥玉竹 三　東白芍 三　女貞子 三　廣陳皮 半

加　夏枯草 三　杭甘菊 钱　桂月十八日

俞右　始患偏頭風痛，甚損目，蟹珠陸起，係營虛感邪，肝陽上越所致，脉遲细，勢頗棘手。

炒萸肉 四　川芎 五　法半夏 钱半　川贝子 钱半
全当归 三　焦白术 钱半　东白芍 三　白蒺藜 三
大生地 四　制香附 三　秦艽 钱半　煅石决 八
加 杭甘菊 钱半　鲜荷叶 一角　七月廿四日

复诊

俞右 头风虽止，蟹珠尚未平复，目视多泪，脉弦细，总系肝阴两虧之质，再守前方，宜静养为要。

制首乌 四　炒归身 三　明天麻 八　煅石决 八
焦白术 钱半　东白芍 三　川芎 钱半　野料豆 四
大生地 四　白蒺藜 三　川贝子 四　制香附 三
加 杭甘菊 钱半　鲜荷叶 一角　七月初一日

复诊

蟹珠 五

俞 右

肝風淚發蟹珠依然畏明流淚脉弦不靜係操勞素重近感暑風肝陽易亢須避風調養為要

炒歸身 三　焦白朮 錢半　川鬱金 錢半　廣藿梗 錢半

防風 三　製香附 三　白蒺藜 三　秦艽 錢半

川芎 錢半　法半夏 錢半　煅石決 八

加 杭甘菊 減 錢半　鮮荷叶 一角　七月初四日

陸 右

右偏肝痛未除赤脉稍退白翳泛睛目胞浮腫此伏邪未清防變蟹珠症已重極不可忽也必得速效為幸 高明

荊芥穗 錢半　蔓荊子 三　建澤瀉 錢半　茺蔚子 三

白蒺藜 三　黑元參 三　青防風 三　天花粉 三

炒車前 四　玉桔梗 半　焦米仁 四　生甘草 半

加 杭甘菊 錢半　二月廿二日

何 目赤努虜蟹珠作痛空刺久發恐失明之慮

老蘇梗 三 净蘇木 千 净鮮衣 卡 廣皮 半
炒柴胡 半 川紅花 半 製香附 三 甚曲 三
炒白术 錢 川芎炭 錢 防風 三 煅石決 四

沈 右 刺痛目赤雲降均渴稍減右瞳蟹珠經覺有光食期難許惟
脉象細弦猶恐失明之慮

加 杭甘菊 錢 五月十九日

炒柴胡 半 小川芎 錢 製香附 三 木賊草 錢
白蒺藜 三 青防風 三 決明子杵 四 蕤仁 三
炒歸身 三 女貞子 三 覓麥冬去 三 煅石決 四

葉 左 目眶淚如濃粘右目蟹珠努虜重發恐失明之慮

蟹珠

六

加 夜桔花 三 杭甘菊 錢 三月廿四日

焦白朮 錢半　白蒺藜 三錢　製香附 三錢　茯苓皮 四錢

老蘇梗 三錢　淨蟬衣 八分　焦米仁 四錢　炒枳殼 錢半

製小朴 一錢　木賊草 一錢　川芎 錢半　炒柴胡 八分

加

杭甘菊 錢半　白葱頭 三个　十月十六日

沈右目眥赤作痛而視糢糊肝腎並虧治以柔養

炒柴胡 半　白蒺藜 三　川芎 五　煅石決 半

東白芍 三　菟絲子 三　茯苓 三　柏子仁 三

小生地 四　秦艽 五　焦白朮 五　夜明砂 三

加　杭甘菊 五　九月初四日

復診

沈右目眥赤作痛皆減視尚畏明多淚治在肝腎二經

炒柴胡 半　白蒺藜 三　茯神 三　菟絲子 三

東白芍 三　川芎 五　柏子仁 三　炒石決 半

肥玉竹 三　全當歸 三　遠志肉 三　冬桑叶 五

加　密蒙花 五　杭甘菊 五　九月重陽日

張左目眥微赤眵粘昏眊咳嗽多痰脈象弦細肝腎有火炎清上

眥赤　一

進
前胡 二 肥知母 二 黑元參 三 川鬱金 錢
細生地 四 原蔞仁 三 淡子芩 錢 連翹 三
桑白皮 三 光杏仁 三 焦山梔 三 法半夏 錢
加 淨鈎(後入)二 三 枇杷葉 錢 四月十六日

復診
張左 風邪化熱，目眥赤痛多眵，擬以清化之
薄荷(後入) 一 淡子芩 錢 炒車前 四 淨鈎(後入)二 四
粉丹皮 錢 黑元參 三 連翹 三 川鬱金 錢
桑白皮 三 細木通 錢 焦山梔 三 枇杷葉 錢
加 鮮竹葉 十片 五月朔日

月左 肝家溫熱，兩目眥赤而視畏明，脈浮數，以清疏泄熱主之

軟柴胡 半 白蒺藜 三 黑山梔 三 茯苓 三
生當歸 酒浸 三 淡子芩 为 荊芥 为 炒車前 吋
羚羊片 先煎 三 草決明 三 甘菊 为 木通 为
加 霜桑叶 为 五月十九日

蔣左 兩眥作赤而視畏明，脈帶浮數，肉替當先散風清熱主之
炒柴胡 半 酒炒當歸 三 炒蒺藜 三 焦山梔 三
小川芎 本 連翹心 三 丹皮 为 炒車前 吋
細生地 四 荊芥 为 炒黃芩 三 茯苓 三
加 蜜蒙花 为 三月望日

江右 風溫上替，兩眥作赤而視畏明，治宜疏泄
銀柴胡 半 淡子芩 为 炒車前 吋 茯苓 三
細生地 四 丹皮 三 淨蟬衣 三 炒山梔 三
皆赤 二

荆芥 为 白蒺藜 三 决明子 吥 桑皮 吥

加 炒归尾 为 川芎 卜 六月初十日

謏 右两眥赤作痛畏明氣脹法宜脾胃調治

粉葛根 卜 细生地 吥 淮山药 吥三 天花粉 吥

製蒼术 平 炒子芩 为 白蒺藜 三 薄荷尖 卜

香白芷 卜 赤茯苓 三 淮枳壳 平 荆芥 为

加 甘菊 为 稀莶草 三 三月廿六日

玉翁 小眥赤脉附睛，心之虚也，脉细数，泻赤心与小肠相表也，宜以導赤清心泻剂

生西洋参 为 川石斛 三 茯苓 三 淮枳壳 平

细生地 半 黑元参 为 川郁金 平 桑白皮 三

陈丹皮 三 光杏仁 三 炒车前 吥 白通草 平

吳左　目眥赤努肉累叹多眵脉弦细而数風熱上感所致治宜清　閏月初七日
解　加琥珀　三下
前胡　三　细生地　四　黑元参　三　焦白术　钱半
防風　三　湖丹皮　三　白蒺藜　三　法半夏　钱半
秦艽　钱半　川鬱金　钱半　冬桑叶　钱半　黑山栀　三
加　杭甘菊　钱半　上月桂　四

顧左　肺胃不舒金来克木左目眥赤红隐舌腻脉弦浮当先疏風
理肺
细生地　四　赤芍　三　炒牛蒡　钱半　石决明　开
荆芥　钱半　黄芩　钱半　炒枳壳　一钱　青葙子　三
蘇木　本　蒺藜　三　粉丹皮　三　桑白皮　四

眥赤
三

朱 左 木火上亢目赤瞖紅眵粘昏眊脉弦數宜以清解

羚羊片先煎 三 黑元參 三 淮山藥 三 炒車前 四

細生地 四 桑白皮 三 淨連喬 三 赤苓 三

湖丹皮 三 煅石決 五 炒淡芩 为 甘草梢 廾

加 炒川芎 下 生甘草 廾 正月望日

加 杭甘菊 为 三月初十日

俞 右 目瞖赤畏風多淚作癢屬風邪血熱

炒歸尾 三 湖丹皮 三 大赤芍 三 連翹 三

細生地 四 荊芥 为 秦艽 为 黑山梔 三

炒柴胡 廾 茺蔚子 三 川鬱金 为 杭甘菊 为

加 地骨皮 三 豨薟草 三 四月初四日

沈　右　風熱内鬱　脉浮　為目眥赤多眵　治以清化

荊芥　錢半　淨連翹　三錢　法半夏　錢半　木賊草　一錢

薄荷(後下)　一錢　焦山梔　三錢　廣皮　一錢　草決明　三錢

青防風　三錢　炒牛蒡　錢半　塊滑石　四錢　蟬衣　八分

加　杭甘菊　錢半　炒車前　四錢　十月初

胡　右　兩目眥赤作癢畏明多眵　治宜清理肝膽

細生地　五錢　炒黃芩　錢半　防風　三錢　石決明　四錢

左秦艽　錢半　荊芥　錢半　黑山梔　三錢　黑元參　錢半

香白芷　八分　薄荷葉　八分　丹皮　三錢　冬桑葉　錢半

加　晚蠶沙　三錢　川鬱金　錢半　十月廿七日

郁　左　目眥赤痛多眵　擬以清降

細生地　四錢　炒淡芩　錢半　細木通　錢半　赤芍　三錢

眥赤

四

湖丹皮 二　桑白皮 三　焦山梔 三　草決明 三
炒車前 四　黑元參 二　淨連喬 三
加 杭甘菊 半　七月廿六日

鮑右　目赤大眥滿睛作脹淚如膿凝屬心陽上亢營分有熱擬
清降
小川連 外　黑元參 二　川鬱金 半　桑白皮 二
細生地 四　焦山梔 三　淡子芩 半　夏枯花 半
湖丹皮 二　淨連喬 三　大赤芍 三　白蒺藜 半
加 杭甘菊 半　鮮竹叶 十片　新正初九日

小姐　肝膽陽明風陽兩目泊赤作痛多眵頭眩陡然有化熱之勢姑與
　清理為主
煨葛根　一錢　秦艽　錢半　滑石米　四錢　晚蠶沙　三錢
薄荷葉（頭）　錢半　淡芩　錢半　焦山梔　三錢　丹皮　三錢
荊芥　三錢　防風　三錢　連翹　三錢　白池菊　錢半
　加　豨薟草　三錢　鮮蘆根（芭蕉代米）　一尺　桂月十三日

復診
小姐　兩目赤痛泊瘠均減惟視當畏風氣眵仍與前方加味治之
煨葛根　錢半　晚蠶沙　三錢　香白芷　一錢　肥知母　三錢
荊芥　三錢　淡子芩　錢半　連翹　三錢　豨薟草　三錢
秦艽　錢半　防風　三錢　焦山梔　三錢　天花粉　四錢
　加　赤茯苓　四錢　鮮蘆根　一尺　桂月十八日
泊痒　一

復診

小姐 兩目赤痛雖減時常作癢眵粘胼徑積泥有化熱之勢宜清降之

雅連 外　薄荷 为　金銀花 三　晚蠶沙 三

細生地 叶　淡芩 为　連翹 三　赤苓 三

湖丹皮 为　滑石 呀　黑山梔 三　稀薟草 三

加 白池菊 为　鮮芦根 一尺　桂月廿四日

張左 目赤沿徑作癢多眵雖處感受風濕熱為患治在太陽陽明也

防風 三　淡子芩 为　晚蠶沙 三　焦白朮 为

荊芥 三　白蒺藜 三　焦山梔 三　赤苓 三

秦艽 为　湖丹皮 三　川楚星 为　元參 三

加 杭甘菊 錢 穭豆衣 三錢 四月初九日

復診

張左 目赤淚紅作痛均減脉弦細而尖仍與前方加味藥已奏效

小生地 四錢 秦艽 錢 焦白术 錢 赤芍 三錢

白蒺藜 三錢 丹皮 錢 煅石決 八錢 元參 三錢

防風 三錢 川鬱金 錢 晚蠶沙 三錢 黑山梔 三錢

加 穭豆衣 三錢 杭甘菊 錢 四月十二日

蔡翁 目赤淚痛起瘰畏風多淚作痛風邪挾濕之氣

細生地 四錢 荊芥 三錢 炒黃芩 錢 淨連喬 三錢

湖丹皮 三錢 秦艽 錢 僵蠶（眼滑石） 四錢 桑白皮 三錢

防風 三錢 赤芍 三錢 炒東前 四錢 法半夏 錢

加 白池菊 錢 晚蠶沙 三錢 六月二十日

泗洋 二

錢 左

濕鬱陽明目赤眥瞼作腫赤瘰畏明兼眵淚以清解

製蒼朮 半　炒淡芩 錢　焦山梔 三　天花粉 錢半

荊芥 錢　塊滑石 錢半　淨連翹 三　穀精草 三

防風 三　帶皮苓 三　白池菊 錢　稀薟草 三

加 鮮蘆根 兩

新正月三十日

謝 左

目赤作癢多眵風邪與熱以清洩之

荊芥 錢　細生地 錢半　帶皮苓 錢半　茺蔚子 三

炒歸尾 錢　湖丹皮 三　炒子芩 錢　焦山梔 三

秦艽 錢　防風 三　淨連翹 三　川鬱金 錢

加 稀薟草 三

五月望日

史 左

兩眥赤痛眵粘脈數係火鬱形金宜清解之

桑葉 錢　淡子芩 錢　連翹 三　川鬱金 錢

鲜生地 四　黑元参 三　焦山栀 三　赤芍 三

湖丹皮 钱半　肥知母 三　桑白皮 三　白池菊 钱半

加　鲜竹叶 十片　四月十一日

史　复诊

右　风热阳明阻目微赤泪眶作痛眵粘脉弦数治宜清解

粉葛根 钱　湖丹皮 钱半　连翘 三　嫩荷叶 三

荆芥 三　炒僵蚕 钱半　元参 三　冬桑叶 钱半

防风 三　黑山栀 三　赤芍 三　杭甘菊 钱半

加　豨莶草 三　五月廿三日

杨　右　目赤泪痒作痛多泪治以清疏以理阳明

製朴硝 钱　炒牛蒡 钱半　大赤芍 三　晚蚕沙 三

荆芥 钱半　块滑石 四　焦山栀 三　连翘 三

泪痒 三

青防風 三　茯苓皮 四　廣皮 半

加 豨薟葉 三　小春月二十日

陸 右

目赤畏風泛癢風郁血熱宜清理之

炒柴胡 八分　小川芎 錢　焦山梔 三　連翹 三

荊芥 三　蔓荊子 三　防風 三　川鬱金 錢

秦艽 錢　湖丹皮 三　萆薢 三　杭甘菊 五

加 豨薟葉 三　五月十八日

徐 左

目赤泛爛作癢眵粘昏眊脉浮数屬風郁血熱所致

細生地 四　薄荷(後) 錢　連翹 三　元參 三

湖丹皮 錢　防風 三　黑山梔 三　川鬱金 錢

炒歸尾 錢　荊芥 三　陵考 錢　木通 錢

加 杭甘菊 錢　夏枯花 三　桂月廿五日

范 陽明胃熱生風濕乘脾土兩目沿爛作癢畏明多眵時作時
止脉細數極濇纏之穀暫從清熱滲濕

小川連（酒炒） 八分　炒防風 三錢　炙白芷 七分　炒子芩 錢半
細生地 五錢　荊芥 錢半　晚蠶砂（包） 三錢　桑皮茯苓 四錢
蘇薄荷 八分　煨葛根 一錢　原滑石 四錢　肥知母 三錢

加 豨薟草 錢半　側柏葉 二錢　閏月十日

復診

范左 兩目沿爛稍減惟視尚畏明氣眵脈沉而數此陽明蘊熱未
泄訪以大腸不通快也再從前方加味主之

生石膏 四錢　細生地 四錢　炒黃芩 錢半　連翹 三錢
製川朴 八分　荊芥 錢半　黑山梔 三錢　天花粉 四錢
粉葛根 一錢　飛滑石 四錢　炒歸尾 錢半　側柏葉 錢半

沿爛

加 元明粉 外　　十月朔日

復診

范 左 兩目淤爛稍減惟視尚畏明作赤而脉沉數如有舌黃尖絳
口渴帶燥知脾家有濕濕明宿邪未退附仍從前方
生石膏 四錢　肥知母 三　淡子芩 一錢五　木通 一錢
小川連 五分　細生地 四錢　塊滑石 四錢　黑梔 三
川石斛 三　石決明 一兩　天花粉 四
加 霜桑叶 一錢五　　十月初四日

翁 右 風乘陽明久患目赤淤爛作癢此眼癬已成矣殊不易治倉
疎風清脾為要藥別無他法
粉葛根 一錢　小川芎 八分　粉丹皮 三　炒山梔 三
製蒼术 一錢　蔓荊子 三　左秦艽 一錢五　姜蚕 一錢五

進白芷 卜 荊芥 为 枳殼 手 白蒺藜 三

加 稀薟草 三 九月初八日

復診

翁 右 投藥疏風化濕之法已得兩目淚爛已輕減略去五六分矣
此症非也能越年有餘不已淚能易治之再守前劑以清解
陽明之經

製蒼朮 为 進白芷 卜 粉丹皮 三 連翹仁 三
煨葛根 为 大赤芍 三 炒山梔 三 淨鈎鈎 後入 四
左秦艽 为 荊芥穗 为 進枳殼 子 炒黃芩 为

加 稀薟草 三 側柏葉 九月重陽日

姐官 風發陽明濕乘脾土以致目眥紅赤淚眶濇爛脈數舌絳
黃梔先利濕清熱

濕爛

二

煨葛根 十　白蒺藜 三　大赤芍 三　炒山梔 三

細生地 半　木賊草 千　塊滑石 四　木通 五

粉丹皮 三　炒黄芩 五　左秦艽 五　石決明 兩

加　側柏葉 五　二月十八日

復診

姐官　風乘陽明脾土受濕所致兩目濕眶瞼爛作癢畏風象眵搖

脈濡細淺數法擬清降

煨葛根 千　小川朴 三分　炒防風 千　生甘草 八分

荊芥 五　粉丹皮 三　塊滑石 四　川羌活 八分

細生地 半　白蒺藜 三　焦白芷 八分　原薏仁 三

炒黄芩 五　左秦艽 五　炒歸尾 三

加減方

加　豨薟草 五　四月初八日

孫又　右目沿爛作赤畏明多眵脈濡數治在陽明兮湊主之

粉葛根　錢　生石膏　三　陵子參　錢　天花粉　四

細生地　半　薄荷尖　个　連翹　三　黑元參　三

荊芥　錢　原滑石　四　鳳文　三　綠白芷　个

加　晚蠶沙　三　十一月十七日

復診

孫右　兩目赤紅沿爛稍減惟視尚畏明口渴引飲脈數如前舌白

帶黃而乾陽明胃熱未泄仍以前方加味

製小朴　半　細生地　半　肥知母　三　塊滑石　四

粉葛根　錢　丹皮　三　連翹　三　帶皮苓　四

煨石膏　四　炒淡芩　錢　黑山梔　三　天花粉　四

加　鮮蘆根　尺　十一月十九日

沿爛　三

復診

孫右 兩眥赤爛畏明多眵始得稍減然終未全除脈濡數此由少陽之明之熱未解仍照前法加味冀其奏功

炒柴胡 本 粉葛根 本 細生地 半 連翹 三

羚羊片先煎 为 荊芥 为 滑石 吋 天花粉 吋

小川朴 本 防風 三 炒子芩 为 泉文 三

宣木瓜 二 加 川鬱金切片 为 桑叶一 为 十月廿七日

張左 兩目沿爛久纏赤脈泛腫畏明多眵此係陽明血少胃熱生風也以清降為主

粉葛根 为 粉丹皮 三 側柏葉 为 黑山梔 三

生石决打 吋 連翹心 三 細生地 半 槐滑皮 吋

薄荷尖 下 淡子芩 为 茯苓皮 三 生甘草 三下

加 鮮芦根 兩　　六月廿一日

復診

張左 兩目赤障沿爛俱減惟視物畏明身熱脉濡數以理陽明分

濕為主

製朴根 卞　左秦艽 錢　細木通 錢　木豬苓 三

細生地 半　粉丹皮 三　瞿麦 三　連翹 三

香白芷 卞　川萆薢 三　滑石 四　淡子芩 錢

加 側柏叶 錢　鮮芦根（去叶）兩　七月初六日

復診

張左 兩目赤障沿爛復作畏明身熱脉沈數舌黃仍從前方加減

為主

粉萆薢 錢　川石斛 三　左秦艽 錢　密蒙花 錢

沿爛

四

黃菊炭 下 淡子芩 当 防風 三 塊滑石 四

細生地 半 黑山梔 三 紫丹參 三 粉丹皮 三

加 側柏叶 当 鮮蘆根 兩 九月初七日

復診

張左 兩目赤腫沿爛並減 惟視尚畏明 脈數舌黃 仍照前方損益

痊可

粉葛根 4 左秦艽 当 炒車前 四 川石斛 三

荊芥 当 澤瀉 三 丹皮 三 天花粉 四

鮮生地 半 炒子芩 当 川芎 下 連翹 三

加 冬桑叶 当 杭甘菊 当 臘月初二日

和尚 風濕熱三氣聚於陽明 兩目沿爛所由作也 脈弦細 治以分

清

粉萆薢 半 秦艽肉 錢半 白蒺藜 三 帶皮茯苓 四

香白芷 八分 炒丹皮 三 炒子芩 錢半 荆芥 錢半

焦白朮 錢半 川石斛 三 黑山梔 三 冬桑叶 錢半

加 豨薟草 三 六月廿一日

復診

和尚前以清理陽明之劑，兩目沿爛多眵皆減，脈濡數，濕未楚，仍

用前法

焦白朮 錢半 川萆薢 三 秦艽肉 錢半 法半夏 錢半

煨葛根 八分 炒懷膝 本 香白芷 八分 天花粉 四

川石斛 三 帶皮茯苓 四 澤瀉 錢半 甘菊 錢半

加 豨薟草 三 冬桑叶 錢半 六月廿六日

沿爛

五

復診

和尚 目赤泪爛皆栽脉細弱氣虚精泥尚未清瑩設商丸補兼之

痊可

真白术 錢 仙半夏 錢 炙白芷 八分 白芍 三

肥玉竹 三 澤瀉 錢 川石斛 三 桑叶 錢

生苡仁 四 白扁豆 三 雲苓 三 新会皮 錢

加 密蒙花 錢 七月朔日

夏右 目眶紅腫泪爛作痒多眵擬以清脾湯

荊芥 錢 湖丹皮 三 真山梔 三 晚蚕沙 三

防風 錢 秦艽 錢 炒淡芩 錢 真枳殼 半

薄荷 八分 苦杏皮 四 連翹 三 黑元參 三

加 杭甘菊 錢 八月廿三日

復診

夏 右 目眶沿爛微覺稍愈再守前剂

细生地 钱半　湖丹皮 三　黑元参 三　側柏叶 钱半
防風 三　炒陵芩 钱半　焦山栀 三　川鬱金 钱
秦艽 钱半　粉丹皮 八分　净連翹 三　天花粉 八分

趙 右 風乘陽明刑剋脾肺之氣逆也以致兩目泛脻沿爛作痒畏明多淚而脉弦细拟先清理脾胃

加 豨薟草 钱半　杭甘菊 钱半　八月廿九日

粉葛根 钱半　白蒺藜 三　焦山栀 钱　桑白皮 八分
左秦艽 钱半　荊芥 钱半　廣陳皮 钱　生白芷 下
生香附 三　蔓荊子 三　炒丹皮 三　石决明 本

李 右 風濕熱三氣鬱陽明沿爛作赤內纏脉弦紧兆易瘧疾

加 白荳蔻 八分　密蒙花 钱半　六月初八日

沿爛

六

粉葛根 钱　細生地 四　炒黃芩 钱　晚蠶沙(包) 三
左秦艽 钱　丹皮 三　香白芷 卞　滑石末 四
製朴絲 千　連翹 三　廣陳皮 千　荷葉梗 千
加 豨薟草 三　七月十八日

劉 左
兩目赤爛疼痛畏明多淚此乃濕熱未清感受風濕熱
于陽明擬從泄風化熱為准
鮮生地 三　荊芥穗 钱　炙升麻 四　菉荳皮 钱
炒丹皮 千　荷葉 卞　金銀花 钱　焦山梔 三
連翹心 三　白蒺藜 三　蔓荊子 三
加 晚蠶沙(包) 三　五月初三日

盛 右
風濕合邪刑于脾肺目眥胬肉沿爛作痒腸粘脈濡細右弦
慮生耳真難許脫根

細生地 四　防風 三　湖丹皮 両　帶皮苓 四
秦艽 両　荊芥 両　焦山梔 三　焦米仁 三
生白朮 両　連翹 三　淡芩 両　晚蠶沙 三

李右　肝脾鬱滞，兩目泪爛，水輪泛翳所由作也。脉濡弦，治惟理脾和肝化滞為上策。

加　白池菊 両　豨薟草 三　五月二十日

小川朴 八分　炒柴胡 八分　黑梔皮 三　炒子芩 両
細生地 四　荊芥 両　木賊草 錢　鮮表衣 八分
炒白芍 八分　炒枳殼 錢　川芎 錢　炒車前 四

加　決明子 四　　七月廿日

太太　氣血早虧，兩目作痛，微赤泪爛，畏明多淚，脉象弦細，此乃虛熱生風，擾從泄風養肝補益

製首烏 三 雲茯苓 三 原生地 三 小川芎 八分
當歸身 錢半 煅石決 四錢 晚蠶沙 三 炒苡仁 四錢
炒白芍 三 密蒙花 錢半 懷山藥 錢半
加 肥玉竹 三 桂月初一日

徐左 暑風濕三氣鬱滯陽明，致目瞼沿爛作痛，脈弦數，治以清解
之
煨烏梅 錢半 荊芥 錢半 廣藿香 錢半 連翹 三
製朴絲 八分 丹皮 三 滑石末 四錢 秦艽 錢半
細生地 四錢 焦白芷 八分 木賊草 八分 白蒺藜 八分
加 鮮荷葉 一角 七月十六日

王左 陽明血少胃熱生風也，所致兩目沿爛作痛，畏明多眵，脈數
治宜清降

生石膏 三　薄荷尖 八分　黑山梔 三　川石斛 三
粉萆薢 錢半　炒黃芩 錢半　塊滑石 四　瓜蔞仁 三
細生地 四　連翹心 三　紫丹參 四
加　冬桑叶 錢半　九月初旬

杜右　目赤漫爛，瘡始痊，後而起瘰，根已潰，遍身瘰癧，脉細數，此營虛則生風，用和營法
酒歸身 錢半　細生地 四　建澤瀉 錢半　茺蔚子 三
小川芎 八分　荊芥 錢半　黑山梔 三　連翹 三
左秦艽 錢半　丹皮 三　冬桑叶 錢半　白菊花 八分
加　晚蠶沙 三　六月初四日

姜右　濕蘊中宮，脾家有熱，故脉濡數，目赤漫爛不易瘥，法以滲濕為主

漫爛

八

小川朴 钱 白芷 钱 法半夏 钱半 冬桑叶 钱半

川萆薢 三 帶皮苓 四 陳皮 一 白蒺藜（去刺） 三

細生地 四 秦艽 钱半 澤瀉 钱半 天花粉 四

加 黑枪皮 三　　六月初十日

陳 右 暑風外襲，目赤沿爛，努肉起星，珠痛，脈絡澀，勿輕視之

老蘇梗 钱半 獨活 一 廣藿梗 钱半 蟬衣 廿只

青防風 三 蔓荆子 三 白蒺藜 三 川芎 半

製川朴 一 炒白芷 一 木賊草 半 晚蠶沙（王） 三

加 鮮荷叶邊 一圈　　五月廿五日

小姐 風毒外侮，目腫沿爛，起瘰作痒，暫以清解

酒川連 廿 粉丹皮 三 茯苓皮 三 連喬 三

小川朴 半 荆芥 钱半 金銀花 三 山梔 三

細生地 半 青防風 三 白蒺藜 三 晚蠶沙 三

王 右目赤泪紅眶腫復發多眵畏明脉弦數宜從清泄陽明 九月廿七日

加 豨薟草 三

薄荷（後下） 錢半 荆芥 三 湖丹皮 錢半 晚蠶沙 三

前胡 錢半 淡子芩 錢半 川鬱金 錢半 淮山梔 三

秦艽 錢半 細生地 四 京元參 三 連翹 三

加 杭甘菊 錢半 鮮芦根 一尺 芭蕉代水 三月廿四日

後診

王 右兩目眶腫泪紅作痒均減按脉弦大而數陽明風熱未解再守前法

薄荷（後下） 錢半 細生地 四 淮山梔 三 川鬱金 錢半

防風 三 湖丹皮 錢半 黑元參 三 晚蠶沙 三

泪爛

九

淡子芩 錢 連翹 三 小川連 八分 冬桑葉 錢

加 杭甘菊 錢 鮮芦根 另煎湯代水 四月廿三日

蔣 右 目眶紅赤作癢，脉弦，舌黃，此係脾家有濕，感受風邪熱所致

小川連 八分 湖丹皮 錢 赤芍 三 炒車前 八分

防風 三 秦艽 錢 飛滑石 八分 淨連翹 三

淡子芩 錢 焦山梔 三 法半夏 錢 黑元參 三

加 晚蠶沙 三 杭甘菊 錢 五月廿一日

邱 右 目眶赤腫，濕爛作癢，畏明多淚，脉浮，此係風邪血熱所致

炒柴胡 八分 防風 三 秦艽 錢 川鬱金 錢

荊芥 錢 丹皮 三 連翹 三 赤芍 三

炒歸尾 錢 茺蔚子 三 焦山梔 三 蔓荊子 三

師太右目浮腫沿爛淚濃作癢脈濡細而數宜從中焦理治

小川朴 〦　粉葛根 〧　焦白芷 〦　焦山梔 三

荊芥 〤　炒黃芩 〤　赤苓 三　米仁 三

川石斛 三　浮萍草 〦　生甘草 〇〦　滑石 三

加 桑葉 三　杭甘菊 〤　四月十七日

范右 兩目沿爛作赤畏明象診脈濡數勢頗淹纏只從陽明濕濁調治

加 豨薟草 三　桂月廿四日

粉葛根 〤　荊芥穗 〤　炒黃芩 〤　丹皮 三

製川朴 〦　浮萍草 〦　焙滑石 〤　黑梔 三

細生地 〧　左秦艽 〤　炒歸尾 〤　連翹 三

加 側柏葉 〤　生石膏 三　九月廿四日

沿爛 十

和尚 目眥泛爛近作脈細苔舌絳而黃偏右法以清理脾土佐以分滲

生西洋參 錢 茯神 三 炒黃芩 錢 穞豆皮 三

細生地 四 丹皮 三 秦艽肉 錢 川萆薢 三

焦白朮 錢 川石斛 三 炒枳殼 半 炙青蒿 錢

加 霜桑葉 錢 八月十九日

吳右 目泛赤爛作癢流血屬風邪內熱

鮮生地 四 防風 錢 連翹 三 炒子芩 錢

湖丹皮 三 黑梔 三 地骨皮 三 大赤芍 三

荊芥 錢 秦艽 錢 天花粉 四 白池菊 錢

加 側柏葉 錢 鮮蘆根去節 尺 二月廿三日

張右 兩目畏風多淚作赤眥爛治以和營法風

炒柴胡　半　青防風　三　丹皮　三　晚蚕沙　三
小川芎　本　荆芥穗　钱　蒺藜　三　川郁金　本
酒炒川連吳萸　三　秦艽肉　钱　黑梔　三　冬桑叶　钱
加　黑胡麻　钱　　桂月初五日

倪右　風乘陽明目胞腫爛作痒多眵擬以清洩
荆芥　钱　細生地　四　淡子芩　钱　秦艽　钱
防風　三　桑叶　钱　焦山梔　三　黑元參　三
湖丹皮　钱　連翹　三　天花粉　四　豨莶草　三
加　川郁金　钱　白池菊　钱　六月初三日

柯右　目赤沿爛作痒熱瘰擬理陽明
煨葛根　下　生白芷　下　炒子芩　钱　焦山梔　三
荆芥　钱　湖丹皮　三　防風　钱　滑石　四

沿爛　十

秦艽肉 为 棠皮毛 吩 連、喬 三 晚蚕沙 三

加 稀簽草 三 五月初三日

許 左 目赤沿爛多眵治以清洩

黃芩 4 丹皮 三 連喬 三 桑白皮 三

荆芥 为 秦艽 为 滁菊花 三 川鬱金 为

防風 三 杏仁 三 滑石 吩 廣皮 本

加 稀簽草 为 四月十八日

薛 左 病後感受風溫以致目赤沿爛起瘰作癢當清理陽明

製蒼朮 卜 槐滑石 吩 荆芥 为 綠豆皮 三

香白芷 卜 焦山梔 三 防風 为 棠皮毛 吩

粉丹皮 三 炒子芩 为 連喬 三

加 稀簽草 为 二月廿二日

沈左 目眥紅腫淚爛作癢多眵擬以清泄風火
細生地 草 荊芥 錢 細木通 錢 黑山梔 三
炒歸尾 錢 秦艽 錢 桑白皮 三 炒黃芩 錢
湖丹皮 三 川鬱金 錢 連翹 三 黑元參 三
加 白池菊 錢 二月十三日

胡左 風溫太陽之邪兩目微赤淚爛所由作也脉浮數治宜清解
紫蘇葉 錢 防風 三 粉丹皮 三 酒歸尾 三
荊芥 三 黑梔 三 白蒺藜 三 廣藿 錢
草決明 个 滑石 四 炒黃芩 錢 杭白芷 个
加 冬桑葉 錢 十月廿三日

周左 兩目淚爛久纏作癢氣勝脉濡數治在陽明
煨葛根 个 湖丹皮 三 荊芥 錢 生白朮 錢

淚爛 主

姜製朮朴 八分 白蒺藜 錢半 炒黃芩 一錢 細生地 四錢
炙白芷 半 青防風 一錢 連翹 三 帶皮苓 三
加 晚蠶沙包 三 八月十八日

計 右目赤淚爛作癢擬以疏理陽明
炙升麻 四分 左秦艽 一錢 炒黃芩 一錢 赤苓 三
荊芥 一錢 防風 三 晚蠶沙 三 黑山梔 三
炙白芷 八分 赤芍 三 茺蔚子 三 白蒺藜 三
加 川鬱金 半 杭甘菊 一錢 十一月初十日

臨證方案二卷

〔清〕金春田著

清抄本

臨證方案二卷

本書爲中醫醫案著作。金春田著，其生平不詳。全書分爲上、下兩卷，以收録外感熱病爲主，分爲時氣、時邪時疫、斑疹、傷寒、痙病、瘧疾、黄疸、温邪、風濕、風温、中風、冬温、暑邪、雜症十四門。從醫案記載中可以看出，作者是深諳中醫經典和外感熱病辨證論治的高手，引用《靈樞·邪氣藏府病形》的『風中於面，則下陽明』來解釋中風時口眼歪斜之病證，引用《素問·脉要精微論》中『數動一代者，病在陽之脉也』來解釋風温化熱變爲陽邪，便可知其人不俗。再觀處方用藥，以温清補瀉爲主；經方、時方之運用，亦頗有法度，不以善清而廢温。醫案中每有主方，以此加減而變化，實承古而不泥於今。脉案於病證脉治叙述精練，往往直指其要，足資借鑒。

臨證方案

卷上

金春田自題

方案目錄卷上

方案卷上

時氣

金　形寒發熱。頭痛體痠。苔白無汗。犯苦不渴。便溏脘脹。胸形不暢。嗽痰惡心。風溫夾濕夾滯之重候

藿香正氣丸　是　大腹　紫蘇　甘草　桔梗　陳皮　茯苓　厚朴　半夏　神曲　白芷　薑　葱白　淡芩　葛根

朱　痧子後腋發左頸。身熱夜甚。頭痛體痠。風溫之邪留戀肺肝與日月也

黃芩湯　甘草　芍藥　加大棗　連翹　黑梔　薄荷　桔梗　通草　大竹葉　蘆根　桑葉

劉　發熱之餘。勞嗽未了。或鼻塞或頭痛。苔黃口膩。下體無力。小水淡黃。風溫內蘊上焦。輕可去實為治

時氣

一

黄

桑叶 枇杷叶 薄荷 通草 橘红 冬瓜子 川贝母 芦根

風溫外感，六日不解，形寒已減，身熱無汗，頭脹節痠，腦部更甚。欬嗽粘痰，苔黃白孔，脈形浮數。當須辛涼解散。

雞蘇散 滑石 甘草 薄荷 蔥豉湯 蔥白 淡豉 杏仁 前胡 羌活 枳實 桔梗

淡芩 桑葉 牛蒡 連翹

吳

齡少脈少之象，而患風溫外感。形寒發熱，頭脹肢痛，苔白孔，茲不能不以辛涼解散。

党參敗毒散 參 草 苓 枳殼 柴胡 前胡 羌活 獨活 川芎 薄荷 姜 去參各為散煮服 此治風治亦同 淡芩

張

春熱一月，夜餘，脈浮弦數，汗出甚粘，口渴多飲，痞結鼻衄，額左脹痛。風溫外感使然。

消毒飲去荊。

荊芥　薄荷　杏貝　大竹葉　茅根　桑葉　羚羊角

連翹　淡芩　黑梔　甘艸

時氣　二

時邪時疫

范　評汗者作患　戰汗淡漠，熱不隨汗解。白苔滿佈，粉糙黃，脘中痞悶，口氣味甜。悶逆不爽，膜原伏邪，濁痰到胃，恐多傳變。

達原飲　去甘艸。檳榔　厚朴　艸果　知母　芍藥　黃芩　甘艸　葛根

又　內潰至痞，悶已得便通而愈。身熱未隨汗解，黃苔帶灰。口舌更乾，煩熱不寐，究恐變傳。

葛根　花粉　知母　淡芩　赤芍　甘艸　陳皮

喻　戰而再戰之病。大邪已消，未得不美，但左關弦急太甚常數，舌苔白膩。飲食不思，神情困倦，除少大解，餘邪未盡，為要留意。

王 隔之類 音之原

清燥養營湯 去柴胡 天花粉 知母 白芍 歸身 陳皮 甘草 生地汁 竹茹 谷芽 麥仁

病常五日，邪熱之痛未了，身熱有汗。繼因衄血如流，而識呼譫，陽明見症。經外而泄，未結不異。舌如苔黃黑，口中乾苦。神氣不爽，脈形小數。不但血中留熱，而且募原尚有伏邪。漸來歸到陽明，又有傳變見症。

又

犀角地黃湯 犀地 芍丹 紫苓 知母 陳皮 甘草 花粉

衄血雖止，神氣雖爽，身熱尚未退清，脈形弦數，舌苔黃黑，口中乾苦。伏邪正多，今能容易傳變。

黃連解毒湯 去柏 黃芩 黃連 梔子 黃柏 青蒿 丹皮

白芍 花粉 甘草 陳皮 大竹葉 蘆根

計

病經旬日，身熱無汗，神氣昏沉，舌苔白膩，脈形數大，飢不欲飲，胸悶便溏，頗類暑溼，邪未達招風所致，先宜之理，恐多傳變。

當歸　葛根　蟬衣　荊芥　連翹　牛蒡

青皮　只先　赤苓　蒼朮　白芷　杏仁

汪

病經五日，身熱頭痛，無汗出，胸悶腹痛拒按，口乾苔白，脈浮而數，風溫夾食，表未解也，最為易昏。

敗毒散（即人參敗毒散　除參並加　見前集內）　淡芩　知母　檉柳

柳

寒熱不退者四十餘日，脈浮而數，舌苔滿白，腹氣不舒，咳嗽白沫，飢甚熱飲，外風內濕交相為病，雖然不喘，當年速避風

時邪時疫

四

貝

香蘇飲（香附 蘇葉 陳皮 甘草 加姜 葱白） 杏仁 前胡 金沸草 葛根
法夏 桔梗 只殼 川朴 茯苓

咳嗽久而未了，近來加劇。舌苔灰黃，乳燥，舌邊灰白，兩手震，動見有風痰，新病，權以化法。

杏蘇飲 桑皮 杏仁 法夏 冬瓜子 茯苓

姚

去冬咳嗽，交春加劇，夜則爲甚，痰出不爽，嗽癢胸悶，鼻常流涕。三日以來，寒熱交爭，舌苔微白，左脉浮弦。重疊感受風寒，肺氣不能清肅也。

芎蘇散（去柴 甘） 前胡 杏仁

金

素病左耳。為之暈耳亦隨之而閉。舌苔滋白，脈息弦緊而滑。近增脘痞內痰。是痰風鬱入絡中。

魚芷二陳　紫蘇　半夏　只殼

又

風暈雖輕，風病尚重。所以苔白脈弦。耳閉脘痞之外，兼發背形重滯。

角芷二陳　防風　蒼朮　桑葉　神曲　生姜　白蒺藜

何

中虛濕痰之體，久而未和。近日項背頭顛作痛，苔白膩，肌左關脈息滑弦。又是新風外感。

羌活　防風　淡芩　甘草　只殼　半夏　神曲　杏仁　通草

又

頭項之痛，已得遷寄而愈。脈形弦微，舌紅苔白，蒸熱

時邪時疫　五

戴

嗌乳，溫和內息。

黃芩湯 桑葉 橘紅 連翹 神麴 杏仁 通草

風溫為寒所遏，欬嗽痰中帶血，舌上白苔，邪化灰黃之色，口中乳苦，喜飲熱湯，小便熱赤，脈形緊數，引少腹痛，辛涼解散為宜。

瀉白散 桑皮 地骨皮 甘草 白粳米 羌活 防風 淡芩 前胡

杏仁 象貝 連翹 茅根 黑山梔

林　　班疹

惡寒發熱頭痛體痠。無一而非太陽見證。未能得汗。傳入陽明常熱鼻乾不得臥。又傳入少陽之經。脈數。左大弦急。口中乾苦耳聾不聰。三陽合病。鬱而不解。鐘經咳嗽。而見以咽啞痛。寒多頻熱、紅疹身夾班點于中。神氣昏昏不爽。病情日重一日。乘此而昏。不能不慮。擬消毒加味。

荊芥錢半　薄荷錢半（後下）　大貝二錢　連翹錢半　淡芩錢半　黑梔錢半　甘草錢半　以上七味名消毒飲

淡豆豉三錢（打）　生地四錢　紫苑錢半　前胡二錢　杏仁三錢（去皮尖研）　赤芍二錢

又

班疹透而未足尚須小心

班疹

六

清熱飲　黑膏（淡豉生地二味合搗為黑膏濾汁）　柴胡　前胡　赤芍
杏仁　茅根　西河柳

唐

此春溫正鬱之時。雖未傷陰。亦可畏也。

羚羊角　鮮生地　丹皮　黃芩　牛蒡子　赤芍
黑山梔　生甘草　茅根　大竹葉

又

進清火法。火邪稍化。所用之清法。不可舍也。再守之。

前方去赤芍　加連翹　通草　蘆根

又

熱退身涼。表之邪解矣。在裏者尚屬不少。脈數神疲。舌苔便泄。恐生反覆。慎之。

又　黄芩湯　丹皮　细生地　陈皮　赤苓　茅根肉

痢退正虚，餘熱不净。

孫　二賢散（集水煮陈皮　蜜炙甘草）　黄芩湯　丹皮　茯苓　谷芽　归身　赤苓

痢經九日，腹痛裡痛雖除，身熱少汗，胸前微痞，寤々不寐，舌紅苔白，口中乾苦，脉形數疾，風温外感，欲發紅疹而未能也。

荆芥子　連翹子　牛蒡子　细生地四钱　防風子　薄荷叶　只壳子

吉更七　赤芍子　甘草梢　淡豉　通草　葛根

又　紅疹已發，諸恙皆輕，仍守前方，以冀漸輕爲要。

消毒飲（玄參）　只壳　通草　赤芍　防風　黑膏湯

班疹　又

又

所發紅疹，尚未透達，可見諸症，不能盡經，竅熱發未備變。

消毒飲去芩 防風 赤芍 葛根 杏仁 前胡 黑膏湯

外用西河柳 兩 芫荽 一兩 防風 兩 紫蘇 一兩 黃酒擦身

曹

病經三候之外，表熱不隨汗解，所發紅點，獨在背部，臂膊腑疹未齊，苔黃边白，乾苦嘔飲，頭痛煩燥，昏之不爽，溫邪之在外者，已達於陽分，而邪伏在膜原者，尚未發傳于胃也，因此昏爽不能不慮。

三消飲 去外○消內 消外 一 檳榔 厚朴 草果 甘草 知母
消不內不外 一 黃芩 大黃 葛根 羌活 柴胡 引姜棗

葱白 防風 鮮生地 川芎

宗

惡寒熱，不能得汗，第六日矣，疹點隱約，舌苔灰潤，口

金

中氣虛。胸痞脹逆。二便違和。脉形小數。陽虛陰盛。久病之體。又患溫邪時瘄。[illegible]恐不克支持。

當歸　葛根　荊芥　連翹　西河柳　只殼　查炭　牛蒡

身熱八日。有汗不解。胸中煩悶。脘中按之痛。脉數舌黃。望苔當白。胸熱紫斑。手指脈冷。風溫挾濕之邪。不得外解。襲入營中。又夾食滯。神昏僵厥。

升麻葛根湯（升麻　葛根　芍藥　甘草。）又入炙川連　黑梔　淡芩　黑膏

牛蒡　荊芥　紫草　只實

宣

病經七日。身熱無汗。紅疹密佈。舌紅苔黃。帶灰。神氣昏沉不爽。飢不思飲。濕、暑、食三者。交蒸為患。已經化熱。府

脉參

以致脹腹除。溺赤短痛。脈弦細緊。痞硬未開也。不昏乃妥。

又可清裏飲　牛蒡　赤芍　滑石　淡豉　茅根　鮮生地　竹葉

沈　傷寒

惡寒發熱，頭痛體痛，苦口嘔噦，脈緊滑，形吐嚴寒外束，太陽見症據述，經劑辛散，不能得汗，但勢不輕，竊恐後來傳變。

麻黃湯　麻黃　桂支　杏仁　甘草　二陳　半夏　陳皮　茯苓　甘草　建曲

又　進麻黃湯，大汗淋漓，寒熱得退，疼痛亦除，似屬应手。然欬嗽未痊，惡心昌作，口苦稅布，脈息帶滑，必有餘邪內戀，轉以和方

桂支湯　桂支　芍藥　甘草　生姜　大棗　二陳湯　杏仁　穀芽

胡　頭痛咳嗽，身熱無汗，舌紅苔白，左脈弦緊，右部浮滑，風寒濕痰交阻於中為患。就凜寒惡風而論，必須解表

傷寒　九

又　麻黃湯　二陳湯 見前

進麻黃湯，惡寒已除，頭痛已止，惟身熱不能得汗，咳嗽不爽，苔白舌紅，脉息浮弦且滑，尚須表汗，恐再不解，必有傳變。

桂枝湯　二陳湯　杏仁　葛根

李　惡寒發熱，頭痛體疼，咳嗽胸悶，苔白而膩，飢不多飲，脉浮而緊，風寒外束，恐其化熱而變傷寒。

麻黃湯　葛根　淡參

喻　風寒外感，寒客中焦，寒熱已解，咳嗽不爽，氣息短促，胸脘痞悶，按之不和，舌苔黃濁，口中甜膩，脉息反小。

又

元陽虛者。無力化解。且有不克支持之勢。須防喘急。

桂支加厚朴杏仁湯（於桂支湯內加入厚朴 杏仁各一）　玉竹　桔梗

痰食已消。胸前之痞悶氣喘。身熱向愈。惟風邪尚戀。咳嗽苔白。脈氣不通。脈形細小。溫化為宜。

苓桂朮甘湯（苓 桂 朮 甘）　杏仁　薏仁　玉竹　桔梗　陳皮　蘇子　半夏

章

傷寒有或已發熱。或未發熱之象。以昭寒傷營也。此間之寒深入營分。營分發熱。而衛分仍不能熱。所以霍寒鼻衄。苔黑口乾。甚至舌强難言。其勢已屬可危。加以左關獨弦。餘者皆小。兩足厥冷。但脈痰胸前痞悶。味甜溺頻。手振發血。呃忒連噫。經到食

傷寒　十

又

沸亂結。三者既助為虐。又因少陰之陰氣不充。自應不勝。焉能化托諸邪。正氣更虧。不能不曲運心思。聊擬一方以冀應手。

蔥白　淡豉　人參　葛根　川連　玉竹　橘紅　川貝　藕汁　建曲

足之厥冷已溫。霄之參參猶熱。脈見之小者。又能轉大且數且弦。鬱蒸之熱。頓有開泄之機。然正可開可泄。獨在大經小絡。而肺之藏胃之府。皆不能通氣分陰分。仍屬無力。以托正邪。殊怪乎口乳苔黑。舌強難言。牙關不開。鼻鼾涕出。胸悶氣粗。呼吸有聲。神情不振。耳聾無慧。昏昏默默而睡。正有為生險途。

黃連解毒湯　大生地　桑叶　枇杷葉　二冬　花粉　牛蒡　杏仁　竹瀝

盛

風寒外遏，溫邪於裏，又結食滯于中，形寒身熱，胸痛脘痞，苦（苔）糙不綠，口中乾苦，又不多飲，小心傳變。

蔥白　淡豉　黑梔　厚朴　選奇治風火相煽眉骨痛　羌活　防風　黃芩　甘草　生姜。冬月去黃芩

加香豉蔥白　名痛連魚際為血虛加歸芪　目睛發熱為血虛加芍

又

形寒體痛，雖然稍解，不過太陽經邪輕耳，而其已入陽明，且涉少陽者，正屬難化，所以身熱無汗，口中乾苦，舌苔糙黃，煩悶脘痞，脈形弦數，容易傳變。

蔥豉　梔子　川朴　葛根　小柴胡湯去參乙柴芩半　柴芩姜棗

韓

傷寒

風寒夾食，惡寒發熱，頭痛胸悶，脘悶吐逆，苦潤色黃，乳不多

十一

飲。欬嗽肢冷脉形弦緊。發散消導為主。未便以久虛立論。然虛有客易傳變。不可不慮。

選奇見前案 二陳去半夏 前胡 杏仁 只實 川朴 淡豉 連翹

沈

病經九日。形寒踡卧。身熱未除。腹痛。脇痛。少汗。耳聾。咳嗽。下痢。口中氣吞吞黄。此風寒直走太陽。漸入陽明少陽也。現在神情。不爽。脉形浮緊。又宜消散。邪已蒸熱生痰。恐易昏變。

選奇見方 小柴胡湯 二陳 葱白 淡豉 前胡 葛根

何

病經一載。脘痛未愈。胃脊亦然。身熱少汗。當脅畏寒。口乳出。飲。胸悶惡心。拒按便溏。右脉滑小。左緊尺衝。此係少陰之陰氣不衛。

又

寒濕郁感，疫食交結，表裏難解。不惕傳變可虞。

九味羌活湯 羌活 防風 細辛 蒼朮 白芷 川芎 黃芩 生地 甘草 葱豉 吳萸 梔子 厚朴

得汗後惡寒已除。發熱復作。解者似從。且見舌苔色淡黃。面容晦滯。陰氣下並，風寒之邪，不能從陽以化，夾濕下陷，心疫食中結者如此，舉易昏喘而厥。

郁

葛根蔥白湯 五苓散 用桂枝。朮 澤 豬 茯 官桂 黃芩 川朴 陳皮 花粉 茵陳

汗下後，邪濕化為火。聚於少陽之經，蒸熱，亂苦，口渴，苔黃膩，形消瘦。清化為宜。盡恐熱極傷陰而變耳。

蘆根 淡芩 花粉 竹茹 竹葉 穀芽 陳皮 甘草 鮮生地

傷寒

士

又 口渴已除，飢而不食，身熱尚有潮，意胸痞不開，舌苔帶灰，脉來滑數不暢，腹中之拒按已向大便而愈，想是濕熱之邪，聚于胃脘之上也，開痞為主。

半夏瀉心湯 半夏 黃連 黃芩 味 參 乾姜 大竹葉 蘆根 桑葉

又 痞脹不開，濕熱不散，身熱時盛時衰，口乾亦隨之而□見，足部不溫，脉弦小數，舌昏色滯，究須化法。

又 半夏瀉心湯 茯苓 葛根 桂枝

脉來小數，必為陽氣不足，數為濕熱留餘，不足者，無力以化有餘。所以胸中之痞，雖以瀉心，仍不能開，豈所結此身熱且冷，苔潤口乳。亦屬此和解也。半夏瀉心湯加外附子瀉心湯以冀相與有成爲幸。

半夏瀉心湯　附子瀉心湯　附子　黃連　黄芩　大黃

周

參藥分氣，備干陽分者矣。苟進補陽化邪，身能便捷，更屬陽虛頭眩，陽既內虛，焉能化盡諸邪

淳中　連翹　附子　川朴　黃芪　當歸　半夏　桂支湯

又

大補陽氣，身熱漸輕，舌苔白，脈形尚小。陽氣未充也之象。加意補之，俟陽旺保清爲要。

附子　治中　桂枝湯　半夏　厚朴　歸身　黃芪　黃[illegible]

又

身熱已得甘溫而退，脈形左漸右小，小而柔弱，漸屬

又

陽虛虛者實之弱者強之

附子理中湯（附子 炒姜 术 黑炒） 歸芍六君（六君子湯加歸芍也） 首烏 破故紙 菟絲餅

又

病後元虛營衛未復風寒易感小有寒熱必痊而作當日肺不溫化為宜

何人飲　附子理中湯　六君　桂枝湯

又

孩兒寒熱苔白脈小夜靜晝煩一派陽虛邪戀補陽為主化邪次之

附子理中湯　六君　何人飲　白芍　鹿角霜　薏仁　川樸

衰

溫邪被寒所遏咳吐臭痰惡寒溺赤苔白只孔右脈數大而緊

卧難着枕恐至邪閉喘變使竟而变

又

麻黄 杏仁 甘草 石膏 苡仁

進仲景法義識雖怪日間之惡寒未罷必須斟酌用之

麻杏石甘湯 桂枝湯 苡仁

陸

結胸與痞相似痞則不必見痛結胸無不拒按痞之無下痢亦有因生結胸之證都從下痢而來此證下利後而見脘中拒按欲為結胸無疑

小陷胸湯 黄連 半夏 栝蔞實

馬 左

語云陽病必頭痛陰病必足冷此間之病形兼吐水繼以頭痛而加以下利足冷煩悶腹痛吐沫口燥脈息弦弱不浅神情

傷寒 西

恍惚不寐好食頭係風痰行氣之物邪傳入厥陰虚熱
錯雜傷寒之大證也故能傳出陽經者爲生氣
四逆散　二陳　薤白　烏梅丸 烏梅 細辛 桂 參 附 椒 姜 連 柏 歸

又　諸恙向安舌苔未化脉見未静容易反覆當須商法
照前方去薤白

張　寒熱無汗頭痛胸痞上吐涎下瀉泄舌苔膩白口味帶苦脉
息緊弦四肢逆冷此風寒不從温散反從濕氣下行每易内陷
人參敗毒散

唐　頭脹體痠微汗畏風脉苔不渴此風濕溼之邪爲病並非屬

蔣

溫熱二證本之化熱亦與溫病之化熱相同近來時邪惰假日之化熱斷為溫病所以病之開場時節不敢斷定名也

香薷飲 見時邪門 赤苓 半夏 藿梗 防風

寒熱交爭頭痛難寐舌上白苔邊白中黃口乾溺赤脈緊而數風寒失表鬱蒸為熱也不宜久延

羌活 淡芩 蔥白 桔梗 葛根 紫蘇 神曲 只吉

又

得汗則頭痛自安太陽之邪因表而散矣然傳于陽明者不能解散且因太陽之經所以唇色焦黃口苦而乾身熱便閉脈細弦數咳勢尚屬不輕

葛根 花粉 淡豉 黑梔 淡芩 生甘 連翹 紫菀 竹茹 麥芽

傷寒 十五

右

痰熱不能治汗而清咳嗽加劇呻吟胃閉舌苔微黑不渴不飢脉形浮緊風痰引動濕痰衝陽不眠無力以消左脇作痛不能轉側口味作苦太陽少陽同病累及少陽恐其傳入陰經而變

桂支加厚朴杏仁合小柴胡湯　只吉

又

得汗而未通足惡寒已經脇痛亦減呻吟亦少所患表邪未始不散年於在裏者尚不能解氣逆痰壅咳嗽仍劇脇胸胃熱苔黑不渴口味反苦脉息浮緊仍要小心

前方加二陳　蘇子　玉竹　去只売

尤

頸痛發瘰形寒起因傍晚身熱不隨汗解咳嗽粘痰口

又

鈕

中氣苦又吐甜水舌苔白膩腸痛脹悶鼓氣從太陽風寒傳
入陽明又涉少陽之界甚夾痰爲病不得昏喘乃要
小柴胡湯 去参 枳實 半夏 杏仁 白芥子 枇杷葉 二陳
少陽之明之邪不能化達分表氣苦咳痰吐水苔膩腸痛氣短不
痛左脈弦數右部濡小又云大便秘結肛門腫痒而悶昏喘
川連溫膽 去只術の太方二陳湯加入竹茹只実是也 枇杷葉散 枇杷葉 丁香 厚朴 麦冬 甘草 木瓜 茅根 陳皮 丁香 香附 以今去风之是乎
小柴胡湯 去参 柴胡 薏仁 杏仁 神曲 百合
肩背月痛者肺氣自脆脆則營衛易邪干之於肺肩冷背熱無汗
無臭胸内作痛甚至吐痰帶血絲變黑色又見大拇一指之色如黑

傷寒 十六

又

百合　生地　花粉　白芍　知母

據述金匱法後大便之黑色已下病根已下泄之機然求參冬參如瘧無熱之因仍不離乎肺病肺絡百脈百脈一宗患欬乞病也

百合　生地　鷄子黄　花粉　知母　滑石　竹瀝

鍾

痙病

素患之痙病久而未痊項背強几几然腳攣急逆氣上衝急則噴飯牽未已業不開且尚桂附几之溫通大便自泄背部之疲痛從此見輕然營濕漸去風濕還發太陽見症為多不仰而反俯者夢世太多少陰亦病然則太少同病不能以偏取長又為累事上仿太陽之痙病出方佐以少陰不足之法

桂枝湯　散川附　當歸　羌活　雲茯苓　冬朮　杏仁

痙之為言強也強見几几然者似有活動之形風濕雖消不言而喻雅方加減可也

又

痙病

十四

制川附　羌活　冬术　茯苓　當歸　白芍

桑枝　杏仁　藁本

蕭

瘧疾

三陰大瘧變爲日作陰經所伏之邪從陽而出大妙大妙孰知瘧發日晏一日所感之風從風府而下蓋以三陰之傷衰而不旺不能乘勢托出全邪反被邪乘虛入處者益虛飲食大減肌肉暗削身熱無力大[illegible]腹軟濕足跗浮腫脈微無神所謂無陽則陰無以化也際此冬至陽生之候而有乃是病　情危實不危

附子理中湯（見傷寒門）　桂支湯　鹿角霜

郁

瘧疾

痰瘧日久面色蒼黃皮膚浮腫食則腹鳴自云腹滿舌苔

太

滿佈水漉洋溢此係風濕之邪歸併太陰也不堪喘脹乃妥
桂支 附子 理中 防己 茯苓 陳皮 草果

謝

但老不瘥之瘧渴喜熱飲昔賦節痛脈滯自汗邪盛陽
虛究恐不克支持而增昏喘
栝蔞桂支湯（原湯内加栝蔞根） 理中 四獸

貝

三陰瘧後咬泄見紅又兼口渴多為參惹而瘧日夜分爭而根在
腸瘧由乘此射逆口乳脈弦頭係邪留于肝脾兩經不宜再歐
一柴胡飲（去陳） 鱉甲 牛膝 當歸 鱉甲煎丸（另服）

華

三陰瘧邪汗多而不發渴陰虛為多參惹之餘加以夢

泄邪入於肝脾也

製香附　當歸　炙草　煨薑　草果仁　青皮　於朮

鱉甲　白芍　陳皮　川朴　白蔻仁　雲苓

高

間瘧變爲三日一作寒重熱輕脘腹脹痛口鼻孔燥而不發渴

脈形弦細舌苔膩白想是暑濕內伏又有燥氣加臨

清脾飲 去苓果。　桑皮　陳皮　神麯　蒼朮

程

瘧屬脾寒之爲言非溫熱乃陰象也陰寒之氣襲於

脾經發于陽明寒熱間日乃作喜飲熱湯舌上之苔白膩而

濁脈息濡小之中隱隱帶弦面上之色黃中帶白汗出不多小水夜

瘧疾　十九

多少納少餘暖氣不節際此冬至陽生之候而患如是見症陽之虛也甚矣恢其陽虛則陰寒之氣反不能消所癥之瘧無怪乎漫無愈期急須溫化

桂枝湯　首烏　青皮　陳皮　歸身　茯苓　半夏　川朴　草果

胡

三陰大瘧名曰痎瘧痎者老也言瘧老於三陰之界漫無愈期近來自覺神呆且形瘦硬皆日脹遲陽氣暗虛不但不化瘧邪而瘧邪反散朱脈也急須大補脾陽

附子理中　桂枝　川朴　陳皮　半夏　茯苓　鹿角霜

魏

瘧疾中之寒熱久而稟了咳嗽未止夜重日輕口中乳苦舌紅

陶

苔黃風邪溫邪深入營中無從化解也
四支枯瘦湯　瀉白散　青蒿　鱉甲　丹皮
痎瘧日久粘汗頻臨脈形弱而濡弦此虛也不可以實治
何人飲　去陳皮　熟附　白芍　牡蠣　茯神　花粉

夏

進脾胃法嘔惡已止納食亦加痎瘧仍然隱癖潛匿中宮脈
形弦細舌苔白膩暑邪正盛陽氣內傷
清脾飲　去朴　合四獸飲　木瓜　牛膝

林

叠發瘧久而不已口中干苦少寐少納喉燥脈弦
數陰血內虧　和營于肝也

瘧疾

二十

錢

四物 去芍 羚角 麦冬 鱉甲 北沙参 川貝 防風 杏仁

癆瘵日久右脈細數左部模糊元陽元氣多被邪侵

桂支湯 何人飲 來復 另用金匱腎氣丸 即桂附八味加牛膝車前 ○ [illegible]歇日服

傳

癆瘵日久氣陰兩傷右脈小左弦數口乾舌紅神疲盜汗少納

言微 養中宮化為主

川芎 當歸 鱉甲 生地 茯苓 人參 花粉 川貝 橘紅

施

癆瘵生於陰也陰中之陽不足則所感風寒濕氣無力以

消來勢稍輕而元稍早移暑尚無定期

桂支湯 鹿角霜 當歸 杜仲 香附 二陳湯 白朮

陳　瘧疾本屬膽經之患往來兩輕一重又有三陰大瘧之根皆氣更弱必須溫化

鹿角霜　桂枝　冬朮　草果　當歸　炒青皮　炙草　川朴

半夏　陳皮　穿山甲　鱉甲

朱　三瘧皆生於陰之經之邪無陽以化所以寒重熱輕汗多不渴項痠脊痛苔白氣喘脈形弦細右尺上衝甚銳恐其枝葉未害本實先撥而有不克支持之變慎之慎之

桂枝湯　附子理中湯　青皮　草果

馬　寒熱往來少陽症也仲景早用和方然小柴胡一湯尤遇口

瘧疾　二十一

中氣咽中痛往往撤去半夏而用花粉蓋為熱傷陰耳於此類推則佔勝之地矣

柴胡去半夏加栝蔞根湯（加入厚朴 去人參） 元參 川貝 白芍 鱉甲

陳

但寒不熱小水短赤衛不與營和也

桂支湯 姜半 山梔

戴

三陰大瘧日久而雜以有寒熱口氣溺赤伴瘦加以咳嗽濃痰總是瘧已傷陰不耐風溫新感也

柴胡去半夏加栝蔞根湯 瀉白散 鱉甲 川貝 枇杷葉

金

寒熱日作初得於陽矣然其所自來者三陰也究須溫化

曹

桂支湯　何首烏製　二陳　當歸　鹿角尖　左秦艽　鱉甲

但熱不寒之瘧渴飲熱飲苔膩痞疼脈澀自汗邪盛

陽虛究恐不克支持而增昏喘

范

四獸飲　桂支

三陰大瘧之邪傷營血隨咳嗆而出法當養化未便用溫

生地　當歸　白芍　青蒿　丹皮　知母　鱉甲

川貝　茅根肉　苡仁　枇杷葉

鄭

風寒之在三陰者漸深外達尚殺濕熱濁痰所阻寒熱

分爭自無定期舌苔黃濁脈弦先陽不足究難表達

瘧疾

三二

鮑　小柴胡湯　何人飲　鹿角霜

溫邪暑着風冷遏之寒熱往來間日而作舌苔微白脉息浮弦脇痛口乳惡心多汗

小柴胡湯　羌活藿香　川朴　橘紅　大腹皮

魯　脇痛之餘腰背痠痛始而小有寒熱後來變為間瘧苔白味辛胸痞妨食便溏溺黃渴喜熱飲脉息浮弦暑風外感使然

選奇見傷寒白　藿香正氣丸去蘇腹皮　柴胡

鄒　瘰癧皆生於陽之者肝膽胃三陽也膽胃之部猶可而肝之一部見乎耳角者弦而且浮必有外感之風為於肝部

李

良以風喜傷肝〻爲風藏物以類聚耳

桂枝湯　柴胡湯　何首烏散　鱉甲　歸身

瘧起往來既不能除又無定期變爲癥瘕已經五六歲矣脈形

弦細痞悶不用舌苔膩日飲食甚少近更咳嗽口淡溺黃

暑風濕熱歸併三陰不言而喻

清脾飲　羌活　雞內金

石

三瘧變爲日作盜汗隱癖虛里穴跳耳鳴肝陽升降

虧也不獨餘邪爲患而已

桂支加龍骨牡蠣湯

王

冬時內不能藏精所易于傷冬冬藏精必不為溫病必
夏溫瘧溫瘧之不一此間先寒後熱有經自汗而退而又形
寒自汗盤後退復此等邪氣自內而達于外其所未盡達
者遊又自外而歸歸於內靈依然也十數歲後往往不免支
持而此病已患四十餘日精神不異衰想是先天本足
邪雖出入於骨家猶可相安于無事但自汗太多肉削少
納言微畏寒陽虛已著虛波陵越不能不早以慮之然
補中寓化本屬一定章程惟溫窮燥然素甚小非難
求古益微日用藥最難

程

六味　附子　桂支　真武湯　苓　术　芍　附　生姜　川連

三陰痎瘧音喋於上腹脹於中便泄於下三焦交病可知三陰病于前三焦病于後而見舌苔冷白四肢厥冷脉息全無陽分比陰分更虧且恐有陰無陽而脈絕也勉擬生陽之法然恐難長莫及

又

來復丹　米湯送下

來復丹　治伏暑泄瀉裡寒外熱其效如神及治諸腹痛疝氣小兒驚風　硝石一兩　硫黃一兩為末入磁碟内用微火炒以柳枝攪結砂末大再研

一陽來復脈上模糊雖無暴出之患而出微續之甚不足持也

生脈散　麦冬　人參　五味子

煎送來復丹

秦

三陰瘧右脈細軟左大弦急脾濕有餘肝腎不足

瘧疾　二十四

蕭

八珍（去芎，四物湯合入四君子湯）　橘皮　半夏　黃芪　丹皮　鱉甲

瘧疾變為日作，邪從外向可知。然脈弱併痰，胸悶少納，元氣內虛，無力化邪之能，只宜養化以冀虛波不起為妥。

何首烏散　神桃　党參

金

元虛內不耐瘧邪發作，外不耐暑氣所侵，防喘。

何人飲　何首烏散

沈

痰瘧不歇，有根本，發以前已形氣短，既發以後更加氣喘，促正不克邪而汝。

何人飲　紅棗　竹瀝

朱

瘧發四肢先見痠痛繼以惡寒發熱脈象大作汗出漸解舌苔多白並不甚渴脈形濡小一輕一重已經一月有餘總緣先感風濕後感暑邪氣血同病也

清脾飲　當歸　防風

許

寒熱似瘧經絡有收縮之形手足肢冷本身之陰陽本來不足無力化和也

桂枝湯　歸柴飲　參术　茯苓　木瓜　白薇

韓

瘧疾一載有餘輕而未止疥癬外發搔癢異常咳嗽日久痰出不少舌苔尚白滑色帶黃脈形弦數可感風邪暑濕

瘧疾

二十五

於經三陰傳出脈絡而不能暢達也
何人飲　退瘧飲去人參　當歸　白蒺藜　桑皮

盛

瘰癧皆生於陰〻經受濕挾風右脈小左脈浮且脹不退
脘痛時作鼻衄易見小溲色黃所患風濕之邪鬱蒸為熱
瀰佈三焦當不能從營衛以暢達也爲安營衛之時出入相
爭參熱不重名不口丸亦不求殺植此是風更重於風也
清脾飲　木瓜　防風

葉

病能為瘧〻以三日一作者所感暑邪深入三陰也經年
臨發從次莫服

邵

柴胡四物 去半夏 加桂枝 炙鱉甲

熱重於寒口乾頸癧舌白苔紅脈形診數能食少

納後血肉飽不能運化為邪之路

前方加 丹皮 生地 秦艽 鱉甲 桃仁

陳

暑濕熱之間瘧因勞倦傷脾外因寒邪入腎停蓄

寒熱變為三日一作理之不易

清脾飲 人參 細辛

郭

濕汗則營氣從洩而暑濕熱三氣之邪尚在三陰

之界無力以開脈形細小之中而帶濇澀難治

瘧疾

二十六

胡

何首烏散　二陳　當歸

痎瘧皆生於陰，陰之表三陰也，三陰經絡受風暑濕，在半界，所以寒熱往來，止而復作，口不渴，苔黃濁，脈弦數，四肢微浮，擬以達邪方為治。

桂枝湯　何首烏散　茯苓　當歸（瘧未至二个時服）　桂附八味丸（每瘧前日淡鹽湯下服）

趙

寒熱有往來之意，口中乳者，舌苔薄白，脈細弦數，女陰虛體質也，當以少陽之法和之，但經絡偏之難與分本，新往之有營虛不能作汗之弊，將此意治合而用之，至於欬嗽日久，以為無多而已，未便為主。

張

小柴胡合歸柴飲 澤白

三陰瘧邪已經歸腹而臌幸退已結瘧母其邪尚留踞於肝膽所以身熱有如瘧狀似夾癥瘕脈形弦細苔白不渴溫化為宜

清脾飲去柴芩 川附 牡蠣 白芍 陳皮

又

痎瘧仍屬癥瘕而作苔白不渴腹部又有腫意邪盛正虛舍溫化奚為

清脾飲去柴芩 川附 桂支 牡蠣 炒楂 木瓜 烏梅 雞內金

又

瘧之雖者已愈癥者亦輕豈非美事無如脇之下旁有形瘕疾 二十五

肉結拘之則硬動之隱痛苔白且滑脉弦而小陰結陽虚所致

川附 茯苓 桂枝 於朮 陳皮 半夏 木香 [illegible] 牛膝 歸身

馬

三瘧皆生於陰之經之邪無陽以化所以寒重熱輕汗多不渴項

痛腰痠苔白氣喘脉細右大上衝甚銳恐至枝葉未害本實

先撥而有不克支持之變慎之

桂支湯 附子理中 青皮 炒果

姚

瘧瘥變為日作三陰之邪趁陽經矣然陽經所受之邪

尚多不少小有寒熱之之體正而營衛分爭之象似

未脱世舌苔灰黃脘痞不舒小水短赤夜來少寐

蔣

咳嗽吐痰肢體無力脉形細小邪少虛多之象拟西為先聽邪自去
何首烏散去姜合何人飲　青蒿　鼈甲　淡芩　丹皮
寒熱往來口中乾苦舌色光紅脉弦而數此伏暑化燥而發
陰氣早傷若欲提出表邪勢必蔓延更深
柴胡　淡芩　白芍　花粉　甘草　當歸　沙參　生地

朱

向瘧橫連募原者也轉而為日作道不遠氣不深矣似屬可
喜然有輕重之別輕者在衛重者在營々分々舊邪未已而衛
分又受新邪々々包誘於外舊邪更不能消比々輕重相等
日衰一日者未可同日語也亟擬無痰不成瘧々久傷陰痰
瘧疾

二十八

久咳嗽而兼見血者總不出乎此意

何首烏散合清瘧飲去柔姜根 何人飲 紫菀 川貝

嚴

痎瘧皆生於陰陰者三陰也三陰之邪熱多熱少少陰性虛虛則遺精太陰獨實實則面色黃滯厥陰則虛寒久半寒熱往來渴喜熱飲動則兩脇隱痛所以左脈細小而帶隱弦右弦急而滑欲治其瘧先當清脾兼和肝胃不問可知況瘧瘧之邪尚有留於脘腹者更宜着手

清脾飲 首烏 當歸 陳皮 腹絨 蓬蔻 枳子

周

痎瘧八閱月矣而尚寒重熱輕則脹甚飲熱滿兼汗而解

所感風寒仍伏三陰之界而衛中之陽氣營中之陰血安在哉法當調和營衛以使伏邪化達

桂枝柴胡湯 去芩參 合 清脾飲 加歸身

宋

不寐心悸肝病也病則肝虛虛則招風風則發熱發熱之邪襲入肝經則為痎瘧痎瘧之邪傳於陽明則為時病時病之邪仍歸肝部則又變為痎瘧

陸

大生地 當歸 白芍 左秦艽 鱉甲 青蒿 丹皮 川貝 陳皮

先寒後熱熱隨汗解是瘧也瘧發時而見脅痛者太陽受病也嘔逆者少陽受病也口渴者陽明受病也三陽之病皆發

瘧疾　　二十九

於作時藏於息候，然瘧息之後，脈形弦，舌苔微白，口膩帶乾，小溲色黃，大便不通，胸間微痞，暑必夾濕為患，麻列苞肝

醋炒半夏　赤苓　橘紅　柴胡　淡芩　藿梗　檳榔

川朴　紫蘇　只殼　吉更　木瓜

蒯

瘧疾皆生於陰之分，久瘧帶下，胃楚心痛，且悸，月事不來，飲食大減，若不能化其寒熱之邪，漫無愈期

桂枝湯　二陳　清脾飲去芩果　當歸　川附

又

寒熱已溫化之方，誠屬的對，所猶帶下腰楚，心悸，現屬奇經脈之病，陰分必虧，又須以此為主治

劉

桂枝湯 朱虎飲 去薑 龜版 鹿角霜 紫石英 杜仲

半夏 陳皮 姜棗

痰瘧濕風濕而來寒熱盗汗苔白不渴腹鳴便溏咳逆氣

弦脈象細弦理之不易

清脾飲 去參 四物 去芎 鱉甲 茅花

惠

寒多熱少之瘧一日二三度發苔膩吐水陰寒濕氣深入脾陽

氣虛者形化遲而未能之貌

柴胡桂姜湯 去參 乾姜 陳皮 茯苓 燉料皮

另用 理中安蛔丸 方。烏梅 花椒 茯苓 乾姜 白术 人參 烏梅丸 日服 每晨二日

瘧疾

三十頁

盛　痨瘵但熱不寒咳嗽傷絡音爍夢遺暑邪深入三陰
四物去芎　丹皮　青蒿　鱉甲　川貝　橘紅　紫菀　党参

又　元氣稍充疾瘧仍作當養餘力以化其邪
大生地　歸身　白芍　秦艽　鱉甲　知母　党参　米炒
陳皮　丹皮　青蒿　另用黑歸脾丸一斤。即归脾丸加熟地　瘧發日服

張　瘧後濕熱未清肝胆氣滯舌苔未化飲食不思小水色赤少
腹攻以築動氣隱隱作疼大便乾結
柴胡　當歸　白芍　茯苓　白术　丹皮　黑梔　青皮
穀芽　建曲　麻仁　益智仁

又

病除大半體以調氣養血

歸芍異功 去朮 生首烏 益智仁 神麯 木香 砂仁

許

痎瘧之邪陷入陰經久而不能提出

補中益氣 芪朮陳升 柴參炒歸 製首烏 鱉甲

華

痎瘧鼻衄脉弦而數陰虛則可伏之邪留而不去

大生地 青蒿 丹皮 白芍 橘紅 大麥仁 鱉甲

谷芽 茅根 當歸

又丸方

六味 加芍 青蒿 鱉甲 川貝 橘紅 阿膠 西洋參

瘧疾 三十一

張

濕有五肥人之濕濕起於脾脾主濕又主土土之氣不旺濕邪無路
可出則壅而為痰化而為熱所謂濕生痰痰生熱也濕熱痰
証麻既有年積蓄勿論病經兩次痛溺起因繼以寒熱往
來一日二三度發其間呃忒頻頻七日而止類係冷風引氣內
淺少陽而入裏裏氣不納上逆衝激出入無定彼錯當時汗出
太少雖有口苦嘔噁等證切藉和以小柴胡湯現在汗已不
少吐亦未除下又通矣三法自行而痞痰似作胸前痞悶
脉右軟滑左覺空弦神情困倦語言無力飲食不思中氣已
虛邪氣還盛汗吐下三法既不可施惟有和之之溫三例 尚可以

又

行嘗見丹田有熱胸下有寒白苔滑者仲景曾出黃連湯一方喻氏師之以為和上下之計又見汗吐下三法之後胸前作痞噯氣不除者用一旋覆代赭湯通之陽鎮其逆降濁呃不再作想亦來始不合也然此治法不獨為新病而設即舊時之溼熱生痰亦與爲和方之制和[illegible]是不和者也不和於已盈之後竊恐壺陂暗起不可忽畧

黃連湯　黃連　乾姜　桂支　半夏　人參　甘草　大棗

旋覆代赭湯　旋覆　代赭　人參　半夏　甘草　生姜　大棗

桂支湯　草果仁　茯苓　陳皮　灯下加　炙熟附子　姜汁炒蒼术

今晨寒熱又作來勢頗輕嘔亦稍鬆苔又漸落而受風痰

瘧疾

三十二

經並卻有瞎化之機似屬佳兆若如脈之弦滑都帶空象元氣傷衰實已內虛之而有邪不得不以扶正化邪爲法盡恐邪未去而正先去耳—

附子理中合　連理湯　黃連湯　旋覆代赭湯加草果仁　川朴　白芍　陳皮

風瘧暑濕深入三陰變爲痎瘧苔白不渴氣滯無汗溫化爲宜近來欬嗽亦不多是治法

夏

桂支　赤芍　吳萸　青皮　草果　柴胡　半夏

赤苓　前胡　旋覆　杏仁　白朮

喻

痎瘧皆生於陰之中本分氣血皆被瘧邪所傷是以先鋻

後來連發兩日僅歇一天瘧根仍在於陰從陰立法

為要

清脾飲　玄參　陳皮

瘧疾

三十三

黃疸

龔　脘痛之餘身目俱黃溺赤膚癢不寐少納苔白神倦脈形濡小陽虛濕甚又挾風也

越鞠丸（玄芎附○芎　蒼朮　香附　黑梔　神麯）　青龍散去蛇　穀芽　當歸

又　陽虛則濕甚風邪無力以化膚黃且癢等證無向愈之期無怪乎氣分一阻脘痛易作

越鞠丸　青龍散　延胡　旋覆

程　目黃者曰黃疸溺黃赤者亦曰黃疸至於一身盡黃赤便不曰黃疸以十八日為期今已月餘治之不痊得於痛嘔之後

楊

膚痒隱疹少納苔白並不知飢脈息遲弦此亦鬱土中之發黃也黃以鮮明為吉現在晦滯不明大乃久久下之變為黑疸乎治病必求其本宗丹溪法側治以使發越土中之鬱氣有病根可拔風亦可消

越鞠合四苓散 炒查 防風 秦光 佩蘭 師加 苦參 荊芥 當歸

目黃膚黃溺黃是黃病也黃屬中央土色中青藍則可生之濕鬱蒸為熱黨土化濕最為第一要着告向左脈多浮肌膚發痒更有風邪內蘊送而和之為要

四苓散 防風 橘紅 荊芥 當歸 谷芽

何

黄乃中央之土色土旺則藏土衰則露然其所露者不過淡黄而已此間書有黄目黄溺黄竟是黄疸之淫熱鬱蒸譬如酓醬成黄也黄必老未便與黴黄同語也至於病症頗发初時不能变黄脾土尚健犹可支持近來病症一发脾土内々病便作發黄之類雖云食積而實濕熱之邪因此鬱蒸所發盖近來痧症甚行總不外脾處濕熱内阻氣機式由此所夹而發也現在左脉弦径右部濡小脾脉兩座氣分不舒之候當以逍遥為主

逍遥散 当归 白芍 柴胡 茯苓 白术 甘草 丹皮 星梔　二陳湯 薑炭 砂仁

黄疸　三十五

朱 目膏溺三黄見證不能不定其黄疸黄乃中央土色土旺色藏酒客中虚濕熱蒸其色露矣

越鞠丸 二陈 葛花 鷄距子

盛 胃脘當心而痛变出目膏溺三黄共柒一黄疸之病之邪内蕃發之為先

越鞠丸 赤苓 炒查 荆芥 防風

勞倦而感風寒且兼濕熱寒熱發黄神疲脉小胸痞苔白恐其喘脹而欬

汪 五苓散去桂 孔萬 英艸 茵陈 川朴

濕熱被冷風所遏一起便成黑疸膏目瘅妨食著黄脉刑並

謝 不食渴脉形浮後凜寒噯逆其勢已重須防脹滿

鍾

青龍散 去杞 當歸 二陳

脇下脹痛延及中脘繼而面目皆黄小有寒熱舌苔白膩小溲短赤大便如栗脈形濡數噯氣少納欬嗽絡痛頭額汗出畏倦中虛溼熱之鬱氣血痰食蓄結為患恐至臌滿

越鞠丸 桃仁 旋覆花 浮石 一蘇子 橘紅 赤苓

蔡

胃熱脾寒本生黑疸加以冬之熱外侵陽氣更困其勢加劇據述溼化之餘黑色已衰其半而其中之不即愈者尚見於溲渾濁苔白舌黑膚冷唇青脈遲細濇陽氣大虛不能交通營衛焉能消化諸邪 青龍散主之

黄疸 三十六

陸　青龍散　袁川朴　二陳湯　當歸

穀疸之餘脾之陰土胃之陽土久而不能復元主以資生

九味資生丸

羅　積溼招風鬱而不解為痛爲黄爲肉爲痒先解其鬱

越鞠丸　防風　川朴　陈皮　荆芥　炒查　麦芽

又　鬱蒸之風溼凝聚為熱脘之间痛稍和而膚黄且痒正在

發泄之時兩手水窠隨之而作脉息不舒舌苔正白口氣帶苦

越鞠丸　荆芥　防風　橘紅　半夏　赤苓　炒查　麦芽

又　風邪濕化溼鬱為熱膚黄腹痛白苔尚濁口氣帶苦

又

越鞠丸（去芎梔） 吴萸 赤苓 防風 川朴 白蔻仁

白苔粘糙風濕漸化鬱熱内蒸

茅朮 香附 神麯 黑梔 赤苓 半夏 延胡 陳皮

防風 荆芥炭 豬苓 澤瀉

錢

胃痛久而未痊目黄膚黄是黄疸也疸何自來胃家所受寒濕痰氣交結不解鬱蒸而作也

越鞠丸 平胃散（蒼朮 厚朴 陳皮 甘草） 青皮 延胡 紫蘇

吳

風寒濕食傷重不化蒸為黄疸膚痒神疲少納脈弦白苔滿佈四肢不温

黄疸 三十六

又

製首烏 當歸 荊芥 防風 茯苓 仙靈脾各 陳皮 焦穀芽

前方小效毋庸更章

當歸 赤芍 青龍散去毛 旋覆 陳皮 茯苓 穀芽

溫邪

鄭 病後濕熱未清復又常熱不退腹脹惡心胸悶苔白口膩不獨濕熱之中尚有溫邪內蘊

葱豉 梔豉 只殼 桑葉 通草 赤苓 橘紅 蒼朮

江 得汗熱解解而又作溫邪濕熱極甚於裏所以胸痞嘔苦苔白口渴脈數且促已病而益病窮恐後來不克支持兼大便失黃熱且須寬而論不須清法

葛根連芩湯（葛根 黃連 黃芩 甘草） 蒼朮 竹茹 橘紅 只實 半夏 赤苓

吳 溫病變為瘧得汗盜汗苔白口渴腹形脹滿小便色黃

溫邪

三十八

脈象濡數溫邪內蘊中氣虛乏挾痰熾也

桂支湯 越鞠丸用冬术 花粉 牡蠣

又

諸恙皆輕脈還濡數前方加減可也

越鞠丸用冬术 大腹皮 赤苓 桑葉 橘紅

宋

腹滿左硬溺赤身熱苔糙舌紅熱邪正甚時也不可忽視

越鞠丸用冬术 大腹皮 川朴 赤苓 桑皮 青皮 橘紅

戴

身熱夜甚腹滿不和左硬移入于右口中氣苦鼻中氣燥濃溲色黃頭暈少納溫邪濕熱蒸之於中蒸之於上

黃鶴 二妙散 知母 貝母 參 茯苓 桃仁 杏 桑葉 丹皮 黑梔 花粉

大腹皮　甘菊　淡芩

計

入暮寒熱已歷兩月苔白舌紅脈弦口乾肢軟少納營衛不足溫邪為患也恐延虛損

柴胡四物湯去半夏用花粉　丹皮　丹參　茺蔚子

又

寒熱雖輕而足浮跗腫小溲短赤舌紅苔白口乾味苦脈弦少神邪雖暗化而諸氣益虛恐其不克支持仍以前法

前方去丹皮丹參　加杏仁　澤瀉

溫邪

三十九

風溫

胡

病經十有一日身熱頭汗紅疹外發苔潤惡心脈象弱數風溫夾溼為患不昏乃吉

連翹 牛蒡子 只殼 吉更 荊芥 甘草 蟬衣

赤芍 前胡 山查 通草 茅根

又

大汗則疹從外透惡心得除然身熱未盡口中乳膩白苔起黃神氣不爽脈數而弦咳嗽痰黏想是風溫痰溼半達於表半發於內元虛不克支持也究恐昏喘而厥

川貝 陳皮 赤苓 杏仁 細生地 歸身

風溫 四十頁

知母 甘艸 艸果 桑葉 前胡

葛

病已十餘日矣脈形小數而不流利身熱疫未出汗所發痧子未透其勢頗回胸前痞悶神蒙四肢不溫舌苔硬苔色灰黑大便秘結氣喘不舒咽中又痛此係風溫分盛化熱不解夾食夾痰夾氣深而和之爲患必須神氣漸清身熱漸退然後痧子全回乃要無別因此厥後復昏豈不可畏

葛根解肌湯去前胡 炒查 竹葉 茅根 菖蒲 蔞皮 只殼

沈

形寒身熱頭痛體痠嘔逆加以胸痞不寐口乾舌苦喘而少汗下利脈促鼻衄咳嗽此風溫內伏外被風溫所加太陽陽明同病也

溫邪卒宜表而不知風溫甚者不能不以溫散先治太陽其陽明之邪無可外泄即使不從陽明以泄亦可歸入陽明之府現在太陽經邪尚勝而陽明之邪已急恐其喘利不和更多傳變

敗毒散去柴　淡芩　葛根　杏仁

郁

失血之後又秋咳嗽寒熱〻〻雖除咳嗽未止現在六〻熱又作經血絲滿脈數帶浮畏乳若舌紅苔膩胸悶溺黃必有風溫新感陰分虛者無力消化宜先消化未便議補

小柴胡湯去半夏加括蔞根　二妙散　瀉白散　玉竹

吉更　鱉甲　芋金　枇杷葉露

風溫

四十一

孫

寒熱後盜汗未止牙関脹痛口苦乳若入暮則痛脉弦數滑合作脹此係暑感風濕留落於經絡宜分疏化解也

桑葉 連翹 牛蒡 甘草 青皮 土貝 神麯 桃仁 馬勃

柳

風濕外感夾痰夾驚語言錯亂身熱惡寒〻則痛苦渴脉及傷積皆經厥塞恐其昏閉

蔥豉 滌痰湯（二陳湯內加入 麦冬 只实 膽星 人參 吉更 黃連 竹茹） 黑梔 遠志

顧

形寒身熱欬嗽痰汗苔白口乳風溫時氣使然素患陰虛體痛現在作脹雖屬外感究須小心

蔥豉 前胡 杏仁 只吉 桑皮 葛根 花粉 赤苓 紫苑

賈

遣華蓋撒形寒〻凜〻已和鼻〻涕〻渴亦愈是邪向表而散也然呼散去風也而失溫氣不除仍留於肺胃咳嗽不爽口渴胸悶肌膚蒸熱舌苔不化脈息弦數以辛涼化之

桑葉　丹皮　前胡　杏仁　通草　蔞皮　連翹　蘆根

馮

病已十有三日頭痛發熱身熱未退舌苔黃白相兼口乳甜膩咳嗽痰粘胸痞脘悶脈弦滑數此係風溫夾濕夾痰夾食相為患也胸腹紅疹隱約諸邪蒂結所成往〻不能透達者與辛發痧疹有同無許邪化達方免昏喘

梔豉　朴實　荊芥　前胡　杏仁　連翹　牛蒡　橘紅

風溫

四三

竹茹、萊菔子　鈎方　去只壳荊芥　加只实
金　始起痰中有紅左脉弦数此肝木旺之徵風溫内恋無力化也
四生丸　去艾荷◦側柏叶　生地黄　二至丸　旱蓮草◦夏至日採　女貞子◦冬至日採　童貞　茅根
枇杷葉　羚羊角　阿膠
劑　所感風溫陰虛難化咳嗽之外既發疹搔痒又見齦腫咽痛邪已
自尋路出然須出盡乃妥否則痰中有紅每容易成損怯之
荊芥　連翹　牛蒡　甘草　吉更　羚羊　茅根　川貝　元參　枇杷葉
又　所發紅疹等證都屬微輕惟痰出太多雖亦邪之出路而陰分受虧矣仍宜小心
瀉白散　川貝　連翹　牛蒡　羚羊　吉更　枇杷葉

李　寒熱形痛無汗而發斑點苔濁邊白中黃是伤疹也脉反細小更見倦象陽證象陰難卜大旋允吉即使吉人天相亦必大費周旋速宜回籍為囑

葱豉　只吉　連翹　葛根　淡芩　炒查　牛蒡　黑梔

又　病後戰汗而解半甚〻〻然舌苔未化必有留邪每易反覆

二陳　只殼　川貝　花粉　穀芽

唐　病已過經不解始而形寒足冷身熱必寒繼以大便溏泄中宮振搖左脇之下久有隱癖忽浸此硬消性舌苔光燥而且呃忒頻頻又有氣機上逆之形咳嗽痰濃妨食少納右脉滑數左太弦急須係風温外感肝氣內鬱為火劫津又夾痰食之阻互相為患中下兩焦無不暗受其

風温　四十三

傷寒宜大補為主無如治邪見證為劇不輕又不能不先化邪為務然須即日應手不可多延時日庶有轉機蓋恐後來不克支持耳

小陷胸湯 去半夏 化肝煎 去梔 旋覆花 代赭石 枇杷葉 茅根 竹瀝 大補陰丸 一半分三服 地黃 知母 黃柏 龜版

又

據述汗多熱退舌上起苔時邪從汗而出也未始不美無如神情困倦呃忒氣逆當未向愈中下兩虛餘邪內戀小心反覆毋忽

又

旋覆代赭湯 去半夏 川貝 橘紅 牛膝 竹茹 黑梔 大補陰丸 半分 枇杷叶

呃逆已止身熱亦退惟咳嗽氣促者濁飲雜肝胃餘邪未楚也

又

橘紅 竹茹 麥冬 茯苓 白芍 生地 川貝

楊

麻仁　牛膝　枇杷葉去毛　玫瑰花露

傷風之咳嗽未了奈未能痛推痰出熱燥思寒口中氣膩舌
苔糙黃脈形濡數是風溫夾濕

蔥豉　炒之黑梔　葛根　赤苓　秈米　通草　荷葉　杏仁

顧

風濕之邪漸從汗解濕邪內戀身熱頭痛咳嗽口乾黃苔脈數

羌活　淡芩　梔豉　葛根　花粉　神麯　杏仁　通草　荷葉

王

傷風證初原有汗所以風濕見證早晚汗出外出時渴辛涼解散
汗出更多所感之風溫漸從外達不問可知然邪遠而未化所患
身熱咳嗽口中乾苦舌苔白色少納惡心倦怠舌證皆屬未罷

風溫　　　　四十四

淩

玉竹 石膏 杏仁 桑皮 甘草 紫菀 骨皮 枇杷叶露

先傷風後受温或先受温後傷風近世皆曰風温咳嗽痰色黄舌紅嗌乾喉痒胸痞陽脉浮滑便是風温見症

香薷飲 桑叶 姜皮 通草 象貝 芦根 枇杷叶

陳

陰虚之體外感風温牙齦腫痛脉急左弦苔黄不渴溺赤而短存陰泄热為宜

清胃散 連翹 骨碎補 羚羊 桑叶 甘草 吉更

賈

病經六日身热不隨汗解頭痛如劈口中乾苦舌白苔腐咳嗽溺黄少寐神煩陰虚温體外感風邪無力以清化無怪乎精神恍惚將有内閉之兆

又

九味羌活湯 一名冲和湯 杏仁

進九味羌活湯頭之痛已止太陽之風痧已化〻則內蘊之濕邪因此而動不能暢達紅疹隱伏略帶紫斑吐涎惡心鬲〻不爽咳嗽胸悶口氣若苦中剝脈沉弦冷飲易內閉而隔慎之

黑膏 荊芥 防風 葛根 桔梗 前胡 杏仁 牛蒡

連翹 炒蒼 枳殼 茅根 西河柳

蔣

左之耳前浮腫移及右邊且及耳之上下左右皆然加之以沱口舌徹痛脈形浮數苔白舌紅是風溫之邪善行數變也

普濟消毒飲 去升柴連芩加人中黃大貝

風溫

四十五

費

去秋咳嗽血絲斷傷氣息短促以致成損前日陸姓參麦又經十有三日咳嗽不甚左脅之下上皆痛脘脹口氣若臊舌苔偏白肢體瘦爽溺黄數濡脈證而發彰風挾溼與本乃之臟互相交結頓出時病見証時病而加劇損之證尚切恐不勝其任

小柴胡湯去參 旋覆花湯旋覆花青葱管 新絳少許 杏仁 前胡 青皮 川朴 竹瀝 茅根

又

進小柴胡加減汗出雖微口中之氣臊脅部之作痛寒熱之往來自云輕而脘中痞痛按之則痛苔白知飢二便不調所形證轉肢體瘦爽尚見於久咳氣短之時時邪正盛未便進補蓋恐邪留不開致有變端

小陷胸湯 青皮 柴胡 杏仁 淡芩 茅根 竹瀝 枇杷葉

又

脘痞脹痛已經向愈其時邪已化大半矣然咳嗽氣短舊在之虛
象正在並時極易成損慎之慎之

桑皮　地骨皮　杏仁　橘皮　米仁　川貝　赤苓　蔞栝
牛膝　蘇子　竹瀝　枇杷葉

湯

下利已止身熱而煩惡心時作汗出不少紅疹隱約口苦咳逆神
氣不清所感之邪鬱蒸為熱從氣入血也

荊芥　牛蒡　連翹　葛根　炒查　淡芩
只殼　桔梗　通草　蘆尖　紫金錠

朱

鼓動一代無病在陽之脈也陽强而變傷邪未已不離乎外外之病而内外

風温　四十六

不論舌苔化黄而愈，事之常也。然此時都傾氣短，若舌紅粉食少，寐黃靈象，更見咽苦口乾，咳咯不潤，胸部隱痛之際，無力化邪，不能不慮。

參蘇飲（去葛、木香）　玉竹　竹瀝　珠粉　姜蚕

又

諸恙仍然，惟舌上薄苔似有化黄之兆，邪漸化，尚須防暗傷津液。

人參　生地　丹皮　橘紅　竹茹　川貝　桑叶

白薇　淡芩　歸身　浮石　甘草　茯神

盛

痧子纔甫經一月，又患惡寒發熱，咳嗽溢氣，咽痛，舌紅形瘦，脈弦浮數，風溫之邪，表虛而入，恐不勝任。

葳蕤湯（葳蕤　石膏　白薇　木香　麻黄　杏仁　甘草　獨活　芎藭）　玄參

曹
寒熱往來兩候不解頭身俱痛無汗昔日見于頭項之證 想是肺胃兩虛風溫外感無力以化也
小柴胡湯 葳蕤 桂枝 當歸

唐
寒熱咳嗽嗌乾胸悶脈數陽絡淺也而傷風溫病也
梔豉湯 杏仁 薄荷 滑石 赤苓 甘草 茅根

吳
寒熱無汗頭痛經疼苦咳款光口乾嘔逆見於頭項失血之證 陰虛而受風溫恐不勝其任
九味羌活湯去辛 橘紅 滑石 散

許
病交五日身熱無汗頭暈神疲腹痛拒按譫語昏蒙苔黃
風溫 四十九

口渴脈形數小而數風溫化火表裏不解津液涸澀氣甚亟臭煤煽動不克支持也陡然厥而閉狀之實不可不防

凉膈散 去硝 川連 瓜蔞 川貝

又

渴汗淋不表裏有兩傳之形脘之拒按臭之煤動邪之駐暈圊厚可知然身熱不能退清腹痛脅疼蓋恐其進口中氣者脈形數大且弦陽明之邪失傳入少陽也動氣津液且防痙厥

小柴胡湯 去半夏 花粉 川連 川貝 赤芍 黑梔 大竹葉

中風

徐　風中於面則下陽明口目為之僻斜口雖無涎目反流淚濕生痰痰生熱熱在外者冒偏入少陽也

牽正散　柴胡　党參　沙參　防風　甘菊　半夏　桑葉　陳皮

又　前方小效惟流淚之法不見其長加味理之

甘菊　牽正散　桑麻丸（桑葉 黑芝麻）　小柴胡湯

又丸方

桑麻丸　製首烏　甘菊　赤苓　石決明　沙參

粉丹皮　廣橘紅　半夏　當歸　白芍

張　右肢偏廢始有麻痺刺則痠痛舌苔濁白脈息弦滑下泄不

中風　四十八

温此係陽虚氣弱虚弱之風挾痰内阻温化爲宜

桂支湯 去姜棗 製川附 陳皮 防風 烏藥 川斷 姜半夏

麥门冬　炒姜黄 当歸 竹瀝

張

四肢屬脾之脉絡舌本手足作麻久而未已近又舌本強硬言語不清素有頭暈因此加劇耳鳴心悸脉息弦滑痰濕阻于脾絡肝風習習内動形作類中之肥胖早戒爲嘱

加味六君子湯 正舌散 甘菊 明天麻

又

從類中立方見痰雖未輕減痰吐頗多之至脾絡所阻濕痰化有化氣無如痰生熱熱生風三七之邪久病下焦陰液暗傷

腎脈不能榮於舌下未免有語

資壽解語湯（遠志 附子 生姜 羚羊 羌活 棗仁 防風 天麻 桂枝 甘草） 六君子湯 正舌散 白芍

又膏方

大熟地 巴戟肉 懷牛膝 淡蓯蓉 五味子 雲茯苓 麥門冬

羚羊角 金石斛 山萸肉 枸杞子 明天麻 潞党參 當歸身

炒防風 黑芝麻 石菖蒲 白芍藥 瓜蔞皮 川貝母 廣陳皮

炙首烏 甜杏仁 甘菊花 溶入白蜜竹瀝姜汁收之

又

下從補和上從以緩陽氣似有通意風痰尚多

川附 川斷 當歸 烏藥 木瓜 川膝

桂枝湯 二陳湯 蠲痺湯

中風 四十九

又　所生陽氣僅有外通之竟而無内閉之所右邊股脛自覺冷氣外出不能輕矯便捷勞則呻吟便則閉塞脉息遲濇

川附　歸身　杞子　首烏　於朮　黨參　茯苓　桂枝湯　二陳湯

又　冷氣之分出已輕陽氣之内布未足充源温化

川附　黃芪　杞子　當歸　茯苓　菟絲餅　桂枝湯　六君子湯

程　類中日久語言蹇濇步履違和大便或結或溏頭目昏沉脉形弦滑舌苔滿布濕生痰痰生風風之根底不清未便以風治須養血爲主

首烏　歸身　破故紙　杞子　牛膝　甘菊　木瓜　天麻　菟絲餅　温胆湯

朱　氣攻於下頭脹於上汗出徧體舌苔白膩寐難醒口乾左手足或麻脉

陳

患示注紫絡濕痰內滯肝氣易擾已落類中之機

歸芍六君　女貞子　香附　明天麻　牛膝

頭暈之後肢體脫力痰飲失常脈形虛滑苔濁口乾氣血兩虧痰失內護類中之根毋忽

八珍湯　去芪　陳皮　麥冬　竹茹

又

脈痰如常補方之功也濁苔已化水濕之功也然還宜消

倖從頭鳴必須養息以免類中

前方加半夏　首烏　甘菊

又丸方

七寶美髯丹　二陳湯　煮丸　甘菊

中風　五十頁

楊 十

語言蹇濇兀易足不任身手指引動口角流涎此内風習之肝火胃痰都聚此上擾而作類中也速戒酒色肥鮮將息爲宜

麥冬 甘菊 天麻 牛膝 竹瀝 石決明 白芍 六君子湯

另 河間地黃飲子

劉

脾脉絡舌本腎經縈舌下舌下強硬以致語言蹇濇者不獨痰濁阻於脾絡而少陰腎氣内虧不能上榮於絡也脾腎同治爲宜

麥冬 蠋猜 竹瀝 川附 六君子 另 河間地黃飲子丸

呂

痰中而至半身不遂舌強難言肢節作痛咳嗽氣躁鄙崇齶黃咽痛脉鼓風火痰三者兼集而有之不獨血虛也

楊　二妙散　羚羊角　防風　雙鈎藤　竹瀝
四物湯去芎　忍冬藤　丹皮　嫩桑枝　蘆根
痰火挾肝腎虛陽上擾心悸嘈煩引目眩暈脉象弦數病在顛中
黄連温胆湯　熟地　當歸　甘菊　石決明　西洋參　明天麻

陸　神識如蒙兩手麻痺兩足不温脉形遲細語言少利此係真陽
下虛濁陰之氣容易上逆漸成類中也

又　二陳　竹瀝　牛膝　天麻　甘菊　兼進河間地黄飲子丸

又　前方既效毋庸更章　前方加首烏　羚羊角　杞子　知母

又　言語漸清神氣漸爽脉息漸和所患之濁氣漸從下趨可知然益

中風　五十一

陽再易上升必須靜以養之且戒肥鮮庶免反覆

麥冬　牛膝　天麻　首烏　羚羊　防風　杞子　甘菊　川斛　竹瀝

六君子　另服　河間地黃飲子丸

張

右屬氣氣虛則右邊手垂足墜艱于運動舌本牽強語言不清

如是證者已三款作類中也

歸芍六君　首烏　麥冬　遠志　川斷　川斛　竹瀝

王

左為血血分失榮經絡痰瘀入其間半身不遂脈細右滑大指

次指痹而不仁唇亦如是是脾胃氣虛但能貯痰而不能生血以

補左指之不足丹溪法為要

周

四劑去烏 六君子 烏藥 川斷 鉤藤 竹瀝

言乃心之聲，言之顛倒，心血內虧也。然觀其所言不利，病根又在舌本，舌本脾所絡也。風痰交阻，舌向開闔失常，亦多如是。病經三義根出語虛見證，勢所必然。劑補虛之中，佐以驅風化痰為是。

六君子 蠍梢 遠志 麥冬 竹瀝 菖蒲

俞

真陽內虛，風痰之邪襲入絡經為中，是以陡然昏厥，不省人事，小便自遺，口角流涎，舌強不語，左肢偏廢，右脈微小，左部緊弦，其勢已險。

地黃飲子去麥冬、蓮肉 二陳湯 製姜蠶 甘菊花 竹瀝

五味子

另 蘇合香丸 蘇合香油入安息香膏內 安息香 丁香 青木香 檀香 沉香

蓽茇 香附 訶子 白朮 硃砂 犀角 冰片 麝香

中風

五十二

又膏方　加萸肉　牛膝　玄參合為丸

沈　語言不便隱疹時發溼熱內纏究屬生痰亦屬於風也

六君子　白蒺藜丸　歸身　白芍　首烏

孫　麻而帶木左肋而且疼於右之脈小滑左部細濇想是肝腎陰虧火

本內旺加以脾胃氣衰溼痰內阻也治必循之未許速效

六君子　麥冬　竹瀝　川附　炙歸　白芍　鳳化硝

又　右屬氣左為血之與氣同病不除右偏為甚氣之虛者多性之筆

虛則溼痰無力消化大補元陽第一要着

歸芍六君子　川附　首烏　杞子　麥冬　竹瀝　地黃飲子丸

又

拘攣之形似行和然程未也大節之與短小筋之弛張稍能活動而已補陽氣化痰痰似所必需　前方加川斷

陳

口角流涎之後右肢偏廢一載未痊形呆音啞脈遲陽氣大虛陰邪偏甚

六君子　章正散　川附　首烏　巴戟肉

程

左肢麻木無力語言蹇澀左細右部弦滑舌苔薄白外無六經見證內無便溺阻隔是血虛生風陽虛生痰而成類中也

大熟地　歸身　白芍　川附　茯苓　陳皮

黨參　生夏　煨精　竹瀝　巴戟肉

中風　五十三

又 是部有力步履不至維艱補方之得力可知仍守方法

前方加肉桂 川斛 萸肉 遠志 茯苓

蔡 肉風習習感召外風致搖手振之形見於年來眩暈之證脈形弦細至數模糊言語不清步履乏力中病已露一斑勿忽

桂枝湯 天麻 牛夕 茯神 半夏 橘紅 鈎藤

又 頭搖手振之形其勢較緩風之從外感者有從外出之意然肉風熾甚脈象仍見弦細參伍不調口舌乾燥步履維艱當以甘寒之品參入前方俾得肉風漸熄庶爲幸事

桂枝湯 天麻 茯神 鈎藤 麦冬 甘菊 女貞子

吳

當歸 竹瀝 加牛膝 生地

脾脈絡舌本腎脈縈舌下一縈不絡舌本舒焉蒂乃反是脾腎兩脈之失其常度不問可知能究其所以失之之故右脈小滑左部弦大必有濁痰壅其間法當兼理

加味六君子湯 四物湯 去芎

高

類中之證而患咳嗽鼻流清涕是陽虛而夾風也即於其內求治

六君子湯 甘菊花 明天麻

中風

五十四

方案目錄卷下

方案卷下

冬温

惠　寒熱嘔吐脘痛之餘飲食未多大便堅結邪戀元虛不言而喻近來面部先浮又增頭痛寒熱苦渴口乾脉數而促想是冬溫之邪乘虛而入無易倚重不可忽諸

陽旦湯　千金陽旦湯治冬溫脉浮發熱項強頭痛　即桂枝湯內加黃芩是也
陰旦湯治冬溫內寒外熱肢節疼痛中挾寒食　即桂枝湯加乾姜下

又　進陽旦法頭痛漸止寒熱亦有輕意苦渴漸燥咽中澀乾脉象數促冬溫之邪化而未盡仍不可忽

陽旦湯　玉竹　白薇　花粉

吕

痰飲之體招風外咳今又加以鼻衄嗌氣嘈雜痒若白屑紅胸悶脈數無汗氣急必有冬溫新感傷氣及血也不宜失遲

麻杏石甘湯

又

進仲景法微微有汗口中氣若餘未大效想是冬溫之邪雖從太陽轉入陽明也選以葳蕤法

葳蕤湯去羌芎 千金治風溫自汗身重眠冬溫發熱咳嗽 玉竹 石羔 白薇 木香 麻黃 杏仁 甘草 獨活 川芎 加茅根

蔡

九月間恃暑被寒所遏小有寒熱久而未發神怯身倦病之常汗數日間燒熱寒熱頭痛脊痠咳嗽鼻衄口燥咽乾又增瘖啞脈小而細呻吟氣短必有冬溫新感更兼溫食妄侵陽明也

陳　桂支加厚朴杏仁湯　陽旦湯　玉竹　桔梗

陽脉浮滑陰弦濡脅痛風未了欬嗽痰出苔黄黑白口燥胸痞氣短心悸此係冬溫外感鬱化為熱熱引動濁痰阻於肺胃兩經也形參黄汗更有冷氣外色隱至閉極而喘

葳蕤湯去麻黄石膏元法　川貝　蛤殼

又　葳蕤湯加減頗合病機咳嗽著證似屬稍平然冬溫尚多參色脉屬不少不能不以正方理之

葳蕤湯　川貝　蛤殼

蕭　冬溫　二

發熱咳嗽曾經下利咽痛現在耳聾形呆苔黄口渴脉鼓兩

尺脊空懸是溫邪內蘊臍傷元陰甚至妨食言微形但汗出防脫

六味　小柴胡湯去半夏　加栝樓根湯　川貝　玉竹　吉更

又

進高鼓峯法參熱口渴已輕形汗斂之於背未得不美與如咳嗽尋譫尚未向愈恐不克支持而敗

六味　柴胡　洋參　防風　黃芪　玉竹　吉梗　枇杷葉　石斛

周

病經八日身熱畏冷得微汗不足以泄其邪尚見畏風形疲胸悶氣逆而促咳嗽痰粘口乾紅絳舌苔黃濁邊白兼溫被寒所遏表未解而裏已化燥且有內傳而增昏喘之勢

又

葳蕤湯去芎　花粉

寒熱已退，舌苔亦薄，汗減之故也。脈數而見三五不調，咳嗽稍短，拘悶以氣，陽明之裏邪尚重，蒸於肺最易反覆，慎之。

葛根　花粉　杏仁　甘草　桑皮　地骨皮

玉竹　桔梗　枇杷葉　蘆根　竹瀝

趙

寒熱如瘧，當作之時頭痛，口乾，得汗而解，咳嗽便溏，腹痛拒按，脈形弦滑，畏風畏冷，舌苔白膩。風寒襲入胆經，與經夫合陽至而化熱入陰經也，防變。

四逆湯　小柴胡湯　二陳湯　桔梗　杏仁　薤白　川朴

參臨　三

又

偏入後經之邪便泄腹冷等證已而四逆散而和畏風身熱等證又因小柴胡湯而和然後邪内遏食不消脘痞拒按口苦苔白咳嗽脈弦陽明中土萬物所歸之能正須着眼理之

枳實　川朴　二陈湯　杏仁　旋覆花　桑皮

金

病將三候雖經得汗身熱尚之險症垂四肢不溫大便下痢所下者多非臭水腹中按痛神昏口乾舌黄而焦脈象弦數冬温外感内挟食積不能從外而解且偏入於裏所謂熱深者厥亦深也每易閉厥勉擬方

大柴胡湯

熨法　萊菔　食鹽　生姜　麩皮　青葱

附葱熨法　治小便難小腸脹不急治殺人用葱白三斤去須葉細剉炒熱以帕子裹分作兩處更替熨臍下即通

又

身熱汗出不解之下痢拒按已服大柴胡湯而減惟舌紅苔黃咳
仍不爽脉息弦數神倦不語表裏補解邪猶未達聚於肺胃也仍走陰途
黃芩湯 大竹葉 連翹 吉梗 玉竹 川貝 加川連 全瓜蔞

又

下痢渴減黃苔暑化神氣漸清病勢似有轉機然脘腹未暢咳仍
不爽舌紅口乾而膩脉弦而數邪之鬱於肺胃尚未化達也深防昏譫
小陷胸湯 黃芩湯 玉竹 吉梗 知母 枇杷葉

江

冬温被寒所遏不從汗解反從火化凜寒等表邪雖減而裏邪
轉劇所以脉浮弦數身熱無汗苔色焦黃咽喉腫腐咳嗽粘涎胸
前煩悶熱亂昏喘以奈何

冬温 四

荆芥　連翹　牛蒡　馬勃　青黛　川連　淡芩　柴胡
赤芍　元參　前胡　杏仁　大竹葉　茅根　甘草　人中黃

李　起頭額脇痛肩部亦然形寒身熱不能得汗咳嗽口渴舌紅苔黃便溏氣
短冬温挾寒所遏不從外解反從内陷易增昏喘別雜
葳蕤湯　玄參　淡芩　赤苓

何　形寒身熱頭痛汗徹脈浮弦數咳嗽粘痰右肢引痛胸痞溺黃
口乾苔白冬温挾寒所遏陽旦湯主之
陽旦湯　玉竹　桔梗　杏仁　只殼

張　冬温挾寒所遏咳嗽氣促形寒膚熱喉痒嗌乾

今佛艸　前胡　荊芥　杏仁　牛蒡　只壳
吉更　淡苓　薄荷　連翹　象貝

复

冬溫見症　葳蕤湯主之

又

進葳蕤湯一劑知二劑已不亦快哉然營衛既被邪侵之後未必和諧又當從事於此矣

陽旦湯　玉竹　吉更

高　冬溫　五

病甫四日舌質深紅苔色黃潤頭疼倦疼咳嗽呃逆氣不多飲脈緊小而數顯係冬溫彰盛外被風寒所遏內因痰食交阻此等直病之最險候也奈何

金沸艸 麻黄 杏仁 橘紅 神麯 桑白皮 赤苓
川朴 麦芽 淡芩 萊菔 荊芥

又

脉之緊象已減小而往數表邪稍化裏氣未和
前方加 蔞子 丁香 柿蒂

又

傷寒之見證悉退惟咳嗽尚有痰出不爽嗌乾脈數清化為宜
桑皮 地骨 芦根 杏仁 冬瓜子 苡仁 蘇子 貝母 枇杷葉露

沈

寒熱瘧後欬嗽不爽嗌乾咽痛胸悶溺黄冬溫之邪乘此虛靈
而藏藉此瘧疾而作也
葳蕤湯 青蒿 桑芪 元參 吉梗

暑邪

宋　咳嗽寒熱頭疼且肢體痠楚舌苔白膩脉象浮小而滑暑風外感使然

羌活敗毒散見時氣门　杏仁　桃仁　象貝

李　陽虛之體不耐陰風凜冽寒熱頭蒙脹痛肢節痠楚胸悶腹痛苔白口膩先以消散法

香蘇飲　平胃散用生冬术　二陳湯　蔻仁　蔥白

胡　暑風挾食五日不解身熱少汗頭蒙體痠胸痞拒按夜煩不寐病情非輕不可忽視

又

蔥白　黑梔　厚朴　只實　麦芽　山查　蒼朮　防風　香薷　赤苓　川連

諸恙皆輕而暑風食三者正多未便以稍輕為輕視

只實梔豉湯加六味　梔豉湯　蔥白　黃連香薷飲加黃連　三物香薷　赤苓　半夏

羌活　防風　麦芽　山查　蒼朮

又

丑進兩方汗已得出形象倦疲俱已而瘧性身熱不解脘痞拒按夜頃不寐舌苔糙黃口中乳苦脈反數而小加以呃逆聲著邪食滯交結陽明胃府不能浸上下二焦分泄便失調神氣不爽病情險甚而暑病本係三焦分理此時邪結中焦當從中焦為治然恐不能應手將有元氣難支之變

部

小陷胸湯　雞蘇散　梔豉湯　厚朴　杏仁　保和丸

邪蒙胸痞濁黄苔白口乳霄熱暑濕滿佈三焦

橘半　只吉　赤苓　通草　白芷　神麴　荷叶

王

暑邪被濕所遏手足心熱口鼻胃火霄熱汲汗溺赤邪蒙舌苔白

膩口中乳苦脉象濡軟飲食無味其勢正在甚時

雞蘇散　消暑丸（醋炒半夏　茯苓　甘草　姜汁泛丸）　白芷　黑梔　杏仁　豆卷

又

前方的對加減用之可也

薄荷　滑石　醋炒半夏　赤苓　白芷　黑梔　丹皮

大豆卷　藿香正氣丸　桑葉

暑邪　七

又　病勢又極於前不能舍此一路之治法也

醋炒半夏　赤苓　白芷　黑梔　丹皮　通草　神曲

橘紅　藿香正氣丸

郭　消暑者消其濕之氣得消因苦漸化口膩漸清痰爽漸後而身熱退此漸輕小便亦淡頗顯之象者亦從此漸和惟脉濡帶數牙齒腫痛尚形粘膩之邪最難驟愈從此三焦分利可也

温膽湯　去半夏　苓用赤。亦加竹茹只殼並也　瀉白散　穀芽

又　中上雖有和意下焦尚有不和責重下焦為治茵理中佐之

温膽湯　雞蘇散　桑葉　丹皮　穀芽

沈 熱退身凉脈息右濡脈形軟大舌苔膏白肢泄瘦更無力暑邪雖去濕氣猶存存則脾元終不能復

只砂二陳 穀芽 荷葉

高 暑風新感發熱少許理脹伴痰咳嗽喘能癖胸前隱痛舌苔白膩脈形弦細清散爲宜

香薷 川朴 只吉 杏仁 前胡 茯苓 半夏

王 病交九日身熱微汗頭痛體痠口中亂若舌紅苔白起黃脘中痞滿不疼便秘溺黃脈弦左細濡右滑痰夜煩不寐口渴飲要辨冷熱暑邪化熱尚挾風濕可慮年無昏昵之變

暑邪 八

黄連竹茹飲　六一散　赤苓　淡芩　黑梔　南花粉
竹茹　只壳　連翹　知母　豆卷

陸

一身之痛，歸併下焦，繼以浮腫，發熱得汗，口渴，脈數濡弦，上熱舌白，舌紅，著墨，其三年交冬，適被冷風所遏，靜坐而喘息，鼻煽頸劇，喘渴倅若燔，屎汗出，乃散素集幽腹滿，而氣陰早竭，窮恐藉此喘甚，不可忽視，責重劑下，惟何向之桂苓甘露飲，收乎今作，未知應手否。

桂支八分　雲苓三錢　澤瀉錢半　猪苓錢半　生於术錢半　滑石三錢　石膏一兩　寒水石三錢

郁

失運，氣上咽喉不利之咳嗽，不過止運下氣而已，現在暑邪外侵，化而為

石

熱陽後受傷營白痦色黄赤右寸関脈弦大而數且以清化

蘆根 知母 南花粉 大竹葉 茅根 川貝 瀉白散

口糜一止身熱重來蓄伏之邪因提而遂出矣適逢暑熱大行

畏風汗少頭痛者內必須兼理

蔡

柴胡 地骨皮 雞蘇散 三物香薷飲去皮 只殼

咳嗽久而未了曾經見紅有時夢泄雖曰傷風而陰分實虛也近來夜熱

八日傍晚加劇黄昏得汗而後舌苔白膩口不作渴溺黄脈弦細而數大

便久溏者反見乾結頭額係濕多指者上盛為熱所以傷風陰虛之頭痛

自為極重不隨寒熱而見盛衰也但清暑者消其濕而陰虛者遇此

暑邪 九

雜受温燥只從汗出如故而上焦則並以清暑者消其濕之意為法

雞蘇散　消暑丸　杏仁　橘紅　半夏

馬

瘧疾已止胸痞不開舌苔糙膩妨食溺赤脈濡數暑濕未盡尚留

消暑丸　六一散　只殼　神曲　白蔻仁　藿梗

嚴

陽絡受傷咳無盡日咯血右脈弦數舌苔糙厚口苦頭暈溺

黃必有暑邪外感

枇杷葉　茅根　側柏叶　淡芩　知母　生石膏　川貝　羅　赤芩　橘紅

張

尿血溺[illegible]舌苔白膩口乾並苦大腹脹滿右脈濡小左部浮弦

暈妨食暑風濕熱內外交阻木乘土位足附浮腫

又　大伏皮　川朴　菔子　澤瀉　紫赤　赤苓　黑梔　製香附　蒼术

進景丟法　痞堅稍爽　脈滯　昨暮便出黃糜　原屬邪之出路　然舌苔不化　口乳兼苦　左脈稍和　右還濡細　小溲不長　胸脘格食　面色晦滯　足跗浮腫　暑風濕熱之邪　仍屬交阻

前方加　陳皮　半夏　神麯

趙　暑已漸宣而化　惟咳嗽時作　精從下泄　血易上升　陰分大虧　不能涵養肝木　還須專理

四陰煎去百合　二劑　石決明　枇杷葉露

又　咳嗽既除大半　宜用更法

暑邪

十

四倍頁 二兩 后次序 枇杷葉露

又丸方 党參固本 四倍頁（去渣另合） 六味（去澤） 以同 阿膠 燕窩

程

暑風溼熱既絲已尋路而出身之大經小絡自有流通之意前之脉

血之癥亦從下行更屬可之出路癥脹雖減腹滿仍然面色黯

沸足部浮腫脉形濡小而濇兼味苦目眩舌白帶澀理之非易

大腹皮 川朴 萊菔子 陳皮 澤瀉 蒼术 赤苓 香附

黑山梔 牛膝 血餘炭 神麯

盛

腹滿便溏近日更劇飲食無度膏粱無忤杏仁苦桃脉小而

濕暑被生冷所遏暑不能舒

許

越鞠丸　丁香　川朴　大腹皮　赤苓　橘紅　延胡　紫金錠

胸悶一開身覺通其大半氣分之舒也可知惟營不盡將及三月矣痛苔白脈弦少納又有風邪痰涎交阻於中

桂枝湯　紫胡　乾姜　花粉　二陳湯

趙

病已經旬但熱不寒苔黃口乾味甜惡心便溏中宮拒按脈數右部不舒此伏暑因風而動痰食交阻陽明汗出不多反從下隔而作結胸也已見呃逆如此恐其不克支持而敗

小陷胸湯

又

溼熱痰濁結于下者已行留於上者未和必有宿食滯凝中脘

暑邪　十一

金

小陷胸湯　只朮丸　薤白　杏仁　橘紅

結者不開濕熱薰蒸於上不獨津液腦耗元氣亦傷宜以身經體熱四肢不溫口燥舌絳者宜神以固根脈反細小竟有不克支持之象勉擬方

枇杷葉散 去丁香　犀角地黃湯　四逆散

尤

參照遵作暑邪例不能退後世有積滯在腹痛治以敗毒散主之

人參敗毒散　淡芩

朱

勞倦之體飲食不調加以暑風外感身熱少汗頭痛足冷咳嗽胸悶神疲氣短口燥不渴苔黃溺赤脈形濡數此病熱必淹纏恐多傳變

又

香薷飲 去扁豆 三子養親湯 杏仁

大便已通小水畧長下焦已和惟中上兩焦可受暑風不少汗少咳嗽足冷神倦氣短胸悶身熱頭痛當臍腸下皆有不和之象現其病勢涉及少陽脈帶弦數又有口中乾苦防傳變

小柴胡湯 白芍 只實 前胡 杏仁 青皮

又

進和少陽法病情稍和餘邪未盡還宜化之

小柴胡 四七湯 只實 羌活 前胡 杏仁 枇杷叶

又

大豆卷 宣木瓜

寒熱已退咳嗽氣短時盛時輕少納苦悶脘腸不和便溏陰經之暑邪 十二

邪尚未外達

參桂朮甘湯　二陳湯　五苓散　前胡

又

咳嗽氣短日甚一日飲食知味仍少苔濁神疲脈形弦細邪戀充盈之候

參桂朮甘湯　六君子　穀芽　炮姜　杏仁　澤瀉　木瓜

又

前病已經所攜胸痞不開咳嗽苔濁蒸熱溺黃暑邪留戀為患

四七湯　半夏瀉心湯去參　杏仁　旋覆花　藿梗　砂仁

李

陽明之脈夾臍而居臍臺脘疼都在於此留蘊之暑邪內襲痰食交結而難開即咳嗽溺黃蒸熱苔濁亦不外是

又

只實消痞丸　桑葉　杏仁　鷄内金　雪羹湯 海蜇 荸薺

大便已通，痞塞覺空，痛還不罷，加以身熱之蒸，咳嗽之痰，舌苔之濁，未經化去，痰爲暑邪内阻，可以通利理之

小柴胡湯 去參　金鈴子散 延胡 楝子　杏仁　金沸草　橘紅

張

身熱咳嗽，胸悶，苔白，口膩，小水短赤，四肢無力，腰酸，經氣未楚，治以溫化

四七湯 只桔　二陳湯　蒼朮　柴胡　羌活

又

吐痰出汗，皆屬邪之出路，所以痞脹漸解，身熱頓減，惟苔白膩，並不發渴，頭痛，溺黃，脈數不暢，想是風邪漸去，暑濕猶存，就口乾而論，邪從手之少陽，偏入足之少陽經也

暑邪

十三

孫

小柴胡湯　藿香正氣丸

暑邪夾濕，濕不化，暑亦難消。此證口中苦膩，已治發濕化氣，形欲白苔亦化，糙黃濕和，漸有此機。然暑邪將透，尚未暢達，所以午後加熱，天明漸復，脈形殊數，小水色黃，甚至汗出之後神倦不堪，是為暑傷元氣之形也。治之總不出乎河間三焦之論。

溫膽湯　白术　黑梔　青蒿　連翹

又

瘧狀比前日已從中宮未暢，小解短黃，咳嗽時作，一二其尚之病，不離此法。

前方去連翹　加杏仁　通草　前胡

秦

寒熱獨黃，白苔白膩，脈形濡數，脾元不足，暑風有餘

又

清暑益氣湯

參其精和脈之數象奇減然大便小為濡之象尚與前日相同

照前方擴而大之可也

又

前方合桂支湯

脈之濡數減而未和若膩漸黃虛因其邪未全清雖可進補容須化法

清保湯　玄之求术

朱

身熱不隨汗解舌紅苔白脈弦而數口味甘膩惡心少寐神疲暑邪內勝

溫膽　玄州　青蒿　丹皮　茅根　川朴　枇杷葉

楊

形寒身熱頭痛節痠咳嗽胸痞涼風見症舌苔白膩口干　乳苔是

暑邪

十四

暑邪内伏先以清之法解散涼風以使暑邪易達

人參敗毒散　藿香　淡芩

沈

惡寒發熱頭痛腰疼胸痞神蒙口苦膩苔滿白溺黃赤脉弦細而

滯暑風挾濕為病所以雖有汗亦隨解也

藿香正氣丸　淡芩

葛

亂則頭暈腰脊痠痛近日漾漾欲吐舌苔濕膩肌膚微熱脉

形弦細飲食不思面黃此係元氣虛夏令傳暑風濕三者乘

虛襲入小心傳變先擬挽痞之法

五物香薷飲　去艸　半夏　丁香　紫蔻　橘紅　杏仁

郭 少仙腹滿溼病也溼多已著於痛痺疼惡寒發熱欬嗽卧難著枕苔白乳膩胸悶脉注不利便溏溺黃極重之時病也防傳變

五物香薷飲 杏仁 半夏 前胡 紫菀 陳苓

潘 月事不來帶下過多乃虛也虛則暑風易感寒熱咳嗽頭脹節疼胸痞噫氣氣不多飲權以化泄未便即補

五物香薷飲 只吉 前胡 橘紅 滑石

又 胸前之痞結已開而身熱欬嗽頭脹節疼口乾常若等證屬不解暑邪濡佈三焦出入于少陽陽明也

小柴胡湯去參 前胡 杏仁 羌活 當歸 茯苓 防風

暑邪 十五

賈　瘧輕熱重發於酉刻退於亥當退之時左脉細弦右部滑數按
其發也脉形數止本云數中一止曰促乃熱極之脉實而代脉有間
亟於頭重胸脊背痠疼口苦溺少便堅是暑邪內伏營氣外侵
夾食夾痰三陽經之見證當以表裏並治
小柴胡去參　藿朴正氣

夏　經停三月脉形滑數腹痛時作身熱久而未淨入暮加劇口中乾
膩舌苔糙白溺赤少納兼有暑邪內蘊宜先化之
藿梗　蘇梗　香梗　半夏粬　赤苓　神麯　丹皮　陳麥　青蒿

江　下痢發熱變為冷汗不止又變上吐下瀉四肢厥冷脉形遲細神倦

言漸暑濕之邪蹈傷之氣真陽有外越之意極易虛脫急以真
武湯坐鎮此方以收其汗以固其陽
真武湯

又

汗已收陽已回真武之功也昨夜參連往來所變暑濕欲從
外泄尚恐反覆
真武湯　理中湯　桂支　花粉

劉

消者在消其濕也然溼氣多者雖消亦不能盡除當助陽氣爲
先而驅溼之法亦當從事於　斯矣
茅朮理中湯即理中湯白朮易茅朮
暑邪

十六

又

理中仍務除溼而參朮理中湯扶之便須顧念精神補好得助陽驅溼之妙性小溲並中隱之作痛膀胱之氣化不出將茯苓甘草湯佐之

茯苓甘草湯　理中湯　另理中丸　香砂六君丸

董

病經八日惡寒發熱頭疼體痛咳嗽胸悶近又苔白乾膩面色不清少寐惡心左脈弦緊右部滑數是風邪外感引動伏暑而不能解也

敗毒散　黃芩

高

病經十有三日惡寒已去頭痛未除身熱如瘧口乾苔膩苔白舌紅咳嗽集矣血脈弦滑細而數是風邪引動伏暑表裏氣血皆受其害

張

葱豉湯 青蒿 淡芩 前胡 杏仁 羌活 丹皮 赤苓 半夏

新邪引動伏暑蒸熱已三日矣如瘧而作午後加劇天明自緩汗出氣穢穢口中乾苦苔膩微黃煩躁少寐脈形弦數病在方張邪勢正盛恐元氣不支須防痙厥

小柴胡湯 去半夏 加栝蔞根湯 穀芽 黃連溫膽湯

又

據述病之大段漸平惟身體微熱溺黃少寐納少必有餘邪未盡懸擬方

生地 丹皮 澤瀉 川連 竹茹 青蒿 茯神 棗仁 穀芽

俞

暑邪

午後加熱天明漸緩其頭痛脅疼胸悶氣若等證俱減惟舌苔

十七

濇体口膩，經細弦，仍然不解，瘧止又日頭，係夏間伏暑至秋而甚，一定纏綿，難以速愈之理。況陰虧之体，病中又奪其精，窃恐陰精不足，伏邪乘虛內陷，不可不慮。

小柴胡湯　川朴　藿梗　陳皮　紫蘇　黑梔

蔡

病經旬日，身熱少汗，惡寒節痠，苔白中黃，渴欲多飲，味苦口甜，脘痞呻吟不絕，此風寒夾食引動伏暑，表裏不解也，恐防痙厥。

藿香正氣丸　黃連解毒湯

胡

身熱五日不解，舌苔白，口渴，苔膩引脹，胸痞，脈形弦數，尺部上浮，風邪引動伏暑，濕熱不化也。

又 桂枝湯 川連 乳姜 半

進仲景法諸恙皆可 然所受之邪尚留其半 變象亦不能復常宜小心 照原方

嚴 風雨交加引動伏著營衛司汗 頭痛身疼 疹塊作癢 口乾 苔膩苔糙 脈數 來勢頗極 蒸之奪精之慮 小心傳變

於聖散 二陳湯 葛根 牛蒡 藿炙 只殼

馬 寒熱後奪精而夾傷風 惡寒胸痞 近下寒熱日作 口苦足冷 必有著邪內伏 雖疏提化之法 尚須溫以護之

小柴胡湯 歸身 陳皮

暑邪

十八

羅

霍亂之證又患瘧疾之瀉治須温法昨瀉二便皆熱心胸煩悶頭額昏蒙舌苔黃濁口中乾膩惡心吐痰入夜不寐脉息弦細而數必有暑氣外侵從而秘之為患若誤潤腸冷證謹一見便不能下耐矣

川連　五苓散　丁香　川朴　橘紅　木香　吳萸　霽貫　烏梅丸

又

進前方大便已結小溲亦通惡心吐逆亦止脉弦左細肢軟乏力仍少腹鳴舌苔厚膩諸邪雖化肝胃未和莫養為妥

五苓散　藊豆　苡仁　砂仁　橘紅　川連　木香　丁香　川朴　西黃

鄭

霍亂已平右脉弦左部小舌苔白濁食後脘中隱隱作痛此係中氣虛弱尚有濕邪積滯未清

香砂六君　川朴　丁香　穀芽

何

咳嗽盜汗自春徂夏不止是風也此日又感暑溼身熱畏風胸悶節痞溺赤便泄脈軟弦細宜乎先治新邪邪者暑溼也暑必夾溼而此症之暑與溼邪並重治暑先當消溼

消暑丸　藿梗　紫蘇　只殼　桑朮　杏仁

錢

病後先寒後熱熱勢不隨汗解又交四日而尚見凜凜惡風頭痛目脹脇痠嘔惡清水胸痞飢不時作呻吟苦悶口膩便閉溺黃味苦不寐此暑原之伏邪未出暑風夾食使然脈小氣短恐多傳變

小柴胡湯　藿香正氣　羌活　麦芽

暑邪

十九

鍾　病經十有五日，寒熱如瘧，不隨汗解，煩悶嘔惡，苔膩飢渴，脈形濡數，尺部少神。暑邪內伏，發於少陽之界，元虛不克支持也。

枇杷葉散去薷瓜　西洋參　青蒿　花粉　丹皮　竹瀝

又　進前方，竊踞陽明之邪已得澈化，煩悶嘔惡亦輕，然舌苔尚潤，寒熱如瘧，尺脈虛，寸関數，伏暑尚未清澈。

枇杷葉散去瓜薷　小柴胡湯　赤苓　竹瀝

又　寒熱雖輕，少陽之邪未盡也，然陽明濕熱生痰，亦易下氣。

黃連溫膽湯　杏仁　洋參　知母　花粉　浮石

蛤殼　桑皮　丹皮　水梨　枇杷葉露

范

病經十有二日身熱暮甚天明漸緩口乾苦膩胸痞嘔惡脈濡數左浮弦冷風引動伏暑正在發出之時不宜壞重乃辛

柴胡溫膽湯　川連　姜皮　黑梔　淡芩

戚

風邪引動伏暑九日不解日輕夜重乾無汗二便不調煩躁譫語脈形弦數邪從火化陰分暗傷之象口味作苦雖曰少陽見證而實陽明胃火所蒸恐防津液暗耗

柴胡　淡芩　知母　花粉　生地　竹葉　蘆根　麻仁　黑梔

又

病雖減半熱氣尚蒸

竹葉　蘆根　淡芩　花粉　知母　鮮生地　甘菊　丹皮　黑梔

暑邪　二十

宣

九竅不和都屬胃病胃弱肝強邪火上乘肺氣受病

蘆根　竹茹　橘紅　桑葉　甘菊　石決明　川貝

蛤殼　通艸　赤苓　枇杷葉

馬

暑濕口鼻而受布于上焦以致胸前痞悶若白口苦飲食難

以下咽惡心時作所謂暑傷氣者是也

香藿　川朴　赤苓　杏仁　橘紅　神麯　青皮　紫金錠

鄒

暑風襲痰而遏咳嗽痰粘稠痰多一臥脘少汗胎白脈弦而浮主以解散

香薷　前胡　杏仁　桔梗　桑皮　橘紅　雞蘇散

趙

暑氣先侵暑邪後來鼻塞聲濃歸欬嗽痰多一臥脘悶貴節

顧

疼口乾苦膩胸痞脹食脉數兩浮

雞蘇散　五物香薷飲（去扁）　荊胡　杏仁

天之熱氣下，地之濕氣上，人在氣交之中，無隙可避，故正氣本來旺者以生以長，故正氣素弱者為疾為病。病經兩候，外已汗出，內已便通，雖則不暢，而其表裏之邪皆達，何以所發之熱朝輕暮重，或口渴，或譫語，胸悶渴甚，徹夜不寐，舌苔黃潤，種種尚現實象，實則濕之非清即化，便是清法，不但不能應手，而且臍之上下左右皆作動氣，譫言口乾無津，舌尖苔黃，脈數左細小，右兼大，暑邪傷氣，熱久傷陰，於此可見祛邪治標正為現在要着，然陰與氣並傷，再有變遷

暑邪　二十一

復爲鍊手擬玉女煎合竹葉石羔湯加减進之

玉女煎　竹葉石膏湯 去半夏 甘草　川貝　桑葉　枇杷葉　丹皮　水梨

又

進昨方汗濁俱多熱渴亦緩惟午後煩而少寐有譫語黄苔已薄舌質漸見紅活想其氣分之暑邪原從汗而泄而血中之熱氣爲難因蒸而除是以右脉乾大左部細小多有分差惟戴爲仍然將鹹寒之品參入前方以與血熱亦輕爲平

前方加烏犀角

又

痛情仍然午後内外交熱風從内動肝亦受邪從可知矣當以清泄肝經分理三焦

又

羚羊角 通草 荷叶 連翹 石決明 黑梔 鈎〻藤

內風已熄熱勢亦緩然內外交熱實有如瘧之象左脈弦急右脈數疹痱多瘖少舌苔未化神凝昏沉小溲色赤大便不通言澀氣短動氣攻絡脈絡雜痰邪之滿佈三焦邪雖清化元陰元氣無不內壅邪容靈竅後使肝風再動防其內閉

大竹葉 石膏 麥冬 參鬚 羚羊角 石決明 赤苓

黑山梔 川貝 連翹 薄荷 麻仁

又

服前方似屬安適仍守前法稍損之

前方三分之一加川連 棗仁 甘菊

暑邪

二十二

又

上下者陰陽所分也腰以下之發熱已退腰以上之發熱未清陽分之陽邪尚屬有餘於上陰分之陰津仍屬不足於下之虛上實右脈之數疾雖減左部之陰氣不和左尺獨形浮大舌苔未淨咽乾二便不調飲食不思動輒攻築頭脹心嘈就弦脈為木邪而論宜以少陽和之以冀漸入佳境不至反覆為幸

鮮荷葉　淡芩　花粉　羚羊角　參鬚　中生地　麻仁

黑山梔　杏仁　石決　竹叶　連翹

又

和養肝脾

荷米薏　杏仁　棗仁　蒲石決　大竹葉　麻仁　甘菊　人參鬚

又

昨日未經煩惡兩遍 夜安寐 仍屬佳兆 然宿暑邪之所存者三而蘊邪之所見者 右脈芤弱 左尺浮大 肌膚幾無 飲食不思 口香氣臟之係不調 心蒙痰涎上迷 語言困倦 宿中虛實之象不一 而望之當恐反復 擬以十味溫膽加減

中地黃 竹茹 花粉 參鬚 石決明 川貝 知母
光杏仁 棗仁 茯神 黑梔 麻仁 蘆根

又

擬導赤法 導赤散 竹瀝 元參

又

右脈小滑帶數 數則為熱 滑則為痰 小則為虛 虛中挾有熱痰相擾 左寸脈越關部 微平 尺亦不浮 心肝腎三經仍有餘暑邪

二十三

魏

初之蛇性燥熱痰未了似思傷陰傷氣多吁不寐事雜遲料

大生地　天冬　人參　淡竹葉　石決明　木通　元參

甘艸梢　茯神　棗仁　麻仁　川貝　珍瀝　知母

身熱自汗一般不解邪蒂於上溺黃在下胸痞氣結於中暑從口鼻而入瀰佈三焦脈象皆濡日膩神疲元氣單虛邪恐不克支持而變半夏瀉心湯　主之

半夏　川連　杏仁　赤苓　鮮荷葉

郭

身熱肢冷腹痛吐瀉瀉出五色得飲即吐脈息細小而黃苔

瀰佈自汗神疲此暑風挾食暗傷元氣也真寒假熱之證

又

須防厥脫擬枇杷葉散合五苓散進之以冀應手為幸

枇杷 桑 杏 麥 香薷 五苓散 木瓜 烏梅

霍亂已愈尚有餘邪脘部不和動則隱痛苔膩不化口乾溺黃脉小而數當須和化

蔣

黃鶴 四苓 建曲 陳皮 荷梗 藿梗

先發痧熱而後不解汗出口渴苔白作膩溺黃胸痞且嘔噁右脉弦數左急暑風夾濕勝傷元氣暑倖億之微也不宜再延

竹葉石膏湯 荷葉 杏仁 滑石

沈

邪熱漸佈三焦燃入少陽部今身熱如瘧頻渴引飲口苦脉數

暑邪 二十四

王

小柴胡湯 竹葉 石膏 知母 養之正氣

暑濕入脾 脉形弦數 舌苔滑膩 恐其轉劇

清暑丸合 養之正氣

史

初起如瘧 近日但熱不寒 病將四旬 胸前加悶 煩惡心忱

兼之出甚 亟言語懶倦 頭搖肢動 舌黃滑膩 左脉弦細 右部滑

數 此乃暑濕未清 夫食共積 無力以消化諸邪也 症之見證

最險要 而多不克支持而敗

枇杷葉 款冬 枳殼 陳皮 人參 竹茹 保和丸 烏梅丸

湯

脉色皆濡 胸痞不開 苦黃口燥 或苦或甜 是暑邪內伏 指陰

而不能出神情不爽氣息短促大便溏薄身熱不隨汗解大虞留
喘之機竊恐不勝其任
黃連炙蒿飲 二陳 去柳

又

病之來勢稍定然須邪去為要
黃連香薷 去高豆 二陳 藿香 紫蘇

又

暑邪布於三焦中焦為甚身熱頗閒夜重日輕法宜施一時
可能掃除也
黃連炙蒿 去豆 藿香 紫蘇 赤苓 丁香 枳殼 木通

柳

暑邪療食互阻中宮寒熱雖止腹痛未和脈形細數口膩苔白
暑邪

二十五

又

吳砂二陳去草　左金丸　雪羹湯一服六出不制　加風化消

痧食之邪已從口吐而出其暑邪濕熱已襲入肝經當臍作痛延及少腹時靜時躁四肢逆冷脈細帶數二便失調飢不欲飲舌光無苔毒擬善摩猶能得瘥其勢險歟姑擬當歸四逆湯加減

當歸小茴拌炒　白芍肉桂三分拌炒　木通　細辛　甘草

又

雪羹湯　延胡索

痛勢漸緩肢冷得溫大便亦通惟少腹之界尚帶隱疼脈形結數入夜少寐飲食不加舌苔不多此乃肝津

陳

津暑邪濕熱當循肝 經恐傳反覆

當歸 白芍 木通 延胡索 牛膝 半夏

陳皮 茯苓 香附 雪羹湯 旋覆花

參五十有三日頭昏胸悶口乾舌膩小水短赤舌苔薄白指冷脈

痛三焦伏暑不能作瘧將欲陷入陰經也

四逆散 藿香正氣 紫金錠

蕭

痰起舌苔白膩濁色常黃脈形濡數脚冷不過膝 氣有餘

擬東垣法

清暑益氣

暑邪

二十六

又

參其稍和，脉之數象得減，惟濕（浮小弱濡）象仍然顯，前法擴而大之可也。

清暑益氣　桂枝湯

又

脉之濡數減而未和，苔之膩、溺之黄、胃之熱尚未全清，未可進補，究須化法。

清燥湯　去蒼朮

錢

病經四日，身熱少汗，神昏譫語，腹部痠痛，咳嗽不爽，舌苔膩口甜，脉右部滑，左部細小，暑風濕食之者交相為患，其勢恐易蔓延，法宜開泄。

葱豉　藿香　連翹　梔子　淡芩　鬱金豉

姚 一

病經四月頭痛發瘧身熱有汗苔濁口苦胸悶便溏暑濕風邪夾食為患神識昏沉脈弦不暢防邪內閉銳惡心泛水而論病偏上中居多當從此旁立方

藿香正氣　檳榔　茯苓　紫金錠

杜

夏至後為病暑然暑乃上熱下濕之邪合而為患者也今從令於茲是以諸邪發瘧胸痞作嘔便閉白苔滿布口不作渴脈息細弦此乃三焦同病當以溫化而分理之

二陳　乾姜　白蔻仁　薤白　天麻　防風　姜皮　川朴　杏仁

又

濕邪雖減而與熱相等是以作嘔苔佈雖化而胸痞仍然

暑邪　二十七

王

大便不爽牙齦作脹脉弦而數再從分理三焦

二陈　白蔻仁　杏仁　川朴　丹皮　梔子　黄芩

脘中痞塞吐水嗜舌苔邊白々上薄黄々中帶灰脉形弦數

诸節痠痛暑溼為患

藿香正氣去半朴芷　青皮　合紫金錠

又

痠疼已愈灰黄苔亦化惟脘中不舒兩旁如痰狀大便不調諸邪雖化而中陽火虧素有之溼痰食積未盡主以溫法

理中　川朴　半夏　雞内金　茯苓　丁香　木香

許

身熱日作々閉熱甚加劇胸痞氣塞苔白嗌乳溺黄咳嗽暑

邪外感也

藿香正氣 去大腹 青皮 滑石

又

胸痞氣塞經和而身熱自汗口乾煩熱甚於午前娠是暑風外感擾衛陽分至多發瘧咳嗽痰白稀涎者白瘖疹皆不外是

雞蘇散 二陳 杏仁 川朴 通草 只殼 藿梗 鮮荷葉

又

身熱已輕舌苔已薄脈息弦滑咳嗽不止脘悶口燥口苦風濕也濕氣尚存

溫膽 清暑 藿梗 神曲 杏仁 桔梗 枇杷葉

暑邪

二十八

戴

復病廿日不解身熱少汗胸悶苦口乾不欲飲脘中拒按脈形弦數咳嗽不爽此乃伏暑之餘邪未發外兼以風內傳以食互相為患

只宜　淡豉　黑梔　川朴　藿梗　杏仁　葛根

劉

惡寒身熱旬日不解頭痛神昏似然汗少又見口乾云紅下痢紅積兩耳失聰頸係表邪未散鬱蒸為熱上下元虧雖已咳嗽出痰而不足以洩其邪

人參敗毒散　淡六　淡苓　花粉

又

進表裏兩解法頭痛已愈紅痢亦止惟身熱少汗

金

節痛脇黄口舌氣苦等證仍屬不調恐多反覆

小柴胡去半夏加栝樓根湯

外感風邪汗動伏暑夾食不消所以病已多日表證已罷而裡熱甚身熱少汗苔白口乾胸痞脘脹煩逆惡心恐則將轉來勢非輕淺也

只實 黑梔 淡芩 川朴 藿梗 炒查 麥芽
杏仁 青皮 茅根 丁香 枇杷葉

唐

病經三作惡寒發痛已除惟入暮加熱白苔滿布胸痞口乾嘔噁仍作是若邪内伏也
暑邪

二十九

又

半夏瀉心　枇杷葉　杏仁　前胡　霜桑葉

病經三載身熱少痰平後加劇天明時汗濈纏胸悶口膩
明是暑邪內伏之見證近又脘中作痛連及少腹嘔吐蚘蟲
手足麻痺所伏之邪將從少陽傳入厥陰也　更慮呃忒頻頻
大便下利病在險途理之棘手

柴胡　淡芩　半夏　川楝子　青皮　白芍　蒼术

烏梅丸　紫金錠

又

腹痛嘔吐止於泄利之後所邪極盛上下充斥有自尋
出路之意然苔黃濁厚身熱少汗口燥唇紅時煩靜時白

又

痦滿布面帶笑容足厥陰之邪逆傳心包況呃忒時
作脈形數促尤易變幻
葛根芩連湯 羚羊角 細生地 川楝子 桃仁
赤芍 塊滑石 大竹葉 通草
昨夜呃忒未作笑容未見惟面青煩躁口渴譫語神之不
清傳入陰經而獨歸併陽明〻者可生半而白痦亦多間以癍
點紅者固佳紫者當慮促脈雖和數象不緩身熱少斤
舌紅苔黃口乾若燥氣血內燔灼恐防化風動未可
以痙象已平而忽諸
暑邪 三十

竹葉石膏湯　犀角地黄湯　連翹　牛蒡

何

暑溼食三者交結為病所以身熱浮蒸不能遍汗而胸脘悶痛舌苔滿布口氣腥苦腰脊痠要惡心便閉紐經殺也

川連　赤苓　谷　蒿　淡豉　黑梔　川朴　竹茹

藿香　紫金錠

韓

身熱不揚惡寒畏風少汗頭痛骨痠舌苔白膩氣不多飲著被綠風可逼

藿香　豆卷　淡芩

倪

病經十有三日身熱頗劇口苦氣不欲飲畏風少汗

楊

頭痛節痠胸痞苔白兼之脘中拒按右脈濡數左關浮弦小溲赤短大便不暢此乃暑風外感夾濕夾食滿佈三焦已入半表半裏每易內陷

小柴胡湯　只殼　梔豉湯　蔥白　防風　杏仁

病甫四日白苔未化身熱畏風節痠帶汗欲逆嘔惡心胸悶口乾兼之神倦麻痺暑風外感恐其昏厥

黃連香薷飲　六一散　消暑丸　杏仁

朱

暑邪既發風邪所動又被食邪所阻惡寒發熱頭痛作瘧胸痞苔白脈象皆濡少寐惡心大便溏薄日半

暑邪

三十一

汪

作閙病勢甚者必須早散其風且消其食然後可伏其暑邪庶從解

香薷飲 四又 選奇 妙香 麦芽

惡寒無汗身熱不除甫經三日神氣沉昏人事不省面垢遺尿譫語時笑甚至肢動欲搖氣急痰聲口乾唇裂脈弦滑數左尺芤神者先入心邪必傷氣都致涼風外遏襲入手足厥陰有進無退之意而有驟變之形已竭勉擬一方聊盡人事而已

薄荷八分 滑石三錢 甘草四分 羚羊角一錢 當歸一錢 赤芍一錢 小生地一兩

川芎五分 防風一錢 茯神三錢 遠志一錢 石菖蒲一錢（炙） 竹瀝一兩 杏仁三錢

川貝三錢 藿香正氣丸一兩（絹包） 另服 萬氏牛黃清心丸八分

又

譫擾改動言亂神昏手足厥冷之見證皆有初覺之又白垢時笑循衣摸床等象亦係虛滅實虛佳也但千分之病僅衰一二身仍微熱微汗胸次不舒渴陽如壹舌苔灰膩口中氣糙心內灼熱大便溏泄矢氣下轉脈弦滑證屬暑濕熱痰食交阻之邪仍屬彌漫三焦治之清心涼膈以分其勢

桔梗一錢　連翹錢半　黃芩一錢　製大黃一錢　甘草五分　薄荷八分

黑梔錢半　元明粉一錢　鬱金錢半　羚羊角八分（磨汁）　遠志一錢（去心）　西生地四錢

茯神三錢　竹瀝一兩（入薑汁二茶匙沖）　白蜜（二匙　五茶匙）　石菖蒲一錢

又

汗收熱加舌尖光紅脈來弦數尺部欲弱痙象畢顯此暑

暑邪　　三十二

又

伏暑熱暗傷津液繼瘧而作也當急速極以防變端

鮮生地五錢　粉丹皮三錢　茅根五錢　鮮霍斛五錢　桑皮三錢

犀角八分　天花粉三錢　川貝二錢

左脈稍和右仍數滑風之動左維經大來而心包部分常感着

以是昏昧身熱漸作黃昏則劇小水頻數肢體易痠舌苔灰潤

胸脘不舒類係手足厥陰之邪然歸陽明戊土之中之暑濕熱結

秘不開氣血皆受病也病在險途當亟小心

川連五分　淡芩五分　黃柏六分　黑梔二錢　金石斛二錢　枳實五分

桑葉二錢　丹皮三錢　木通八分　竹葉二錢　茯神二錢　小生地五錢

又

川貝三錢 荸薺二兩 海蜇二兩 萬氏牛黃清心丸一粒 西瓜汁
神氣較昨略清呼吸之氣亦覺稍和惟身熱如瘧小便頻
數等證仍屬不減當生云炎深紅卵維斷化陰瘧大傷尚恐反復
川連八分 淡芩錢半 黑梔三錢 中生地五錢 丹皮二錢 麥冬三錢
桑葉錢半 元精石三錢 茯神三錢 車前子三錢 水蘆三錢 大竹葉三錢
萬氏牛黃清心丸一粒 茅根湯沖服

又

小便頻數等證已得霍然就脈數左小右大舌尖稍紅口燥搖
疲躁煩神亦少慧是陰虛邪戀之候又值立秋大令小心反
覆擬以清化餘邪 參入養陰之法

暑邪

三十三

又

中生地　棗仁　茯神　歸身　青蒿　丹皮　元參
杭菊花　花粉　石決　沙參　竹茹　珠粉
神明恍惚肢體疲倦言語懶怠脈平而弦小數少寐妨食舌色光
仁質氣燥病雖退正益虛傷之虛實例擬甘養除熱法
參葉三　麥冬三　原生地五　川斛三　花粉三　甘草六分
石決明生　茅根二兩　茯神三　遠志一錢　羚羊一錢　穀芽三錢

汪

失血之證宜補病後之虛又復不宜補正在兩難之間之症非尋常
乾燥宜大補肅肺納小而且數則數察其形象則帶加以蒸
熱分爭於午後胸脘痞悶舌苔兩白口乾氣喘便溏咳

嗽時作頭痛證痰一派暑邪內伏出入於少陽陽明之界又宜
提化也斟酌其間和解為先進補次之
小柴胡湯　溫膽湯　旋覆花　杏仁

暑邪

三十四

雜證

小姐　面皖形瘦不時肉起腹脹鳴響痞積之漸成也

青蒿　地骨皮　川朴　法半夏　砂仁末　雞內金　茯苓

十大功勞　五加皮　炙陳皮　陳香櫞　大腹絨　焦穀芽

又　左腹堅硬肉起面皖漸成痞積

鱉血拌柴胡　青蒿　地骨皮　大腹絨　冬瓜皮

又　英氣　蟾皮　赤苓　五加皮　廣陳皮

又　轉方　加水炙桑葉　上肉桂　炒黑丹皮　淡吳

又　腸痞積起作痛肚腹脹大便急濇脉來沉細此經五滯

雜症　三十五

於太陰也治宜溫脾

焦白朮錢 雲茯苓三錢 高良姜五分 淡吳萸五分 川厚朴錢 又生姜二片

廣木香八分 小川芎八分 延胡索一錢 小茴香八分 建澤瀉 加大棗二枚

顧

溫邪與風寒溼互阻惡壯熱面赤舌白脉大胸悶不渴勢防

增重擬疏散法

紫蘇梗錢 防風錢 大豆卷三錢 前胡錢 羌活錢 薏仁八分

法半夏錢 吳涼皮五分 青皮一錢 只殼錢 六曲三錢 鬱金八分 加連翹蔥白一分

馮

復感未退新風新襲也

炒香豆豉錢 防風錢 赤芍錢 白朮炭錢 只實錢 通草一錢

楊

焦神曲錢 陳皮〤 青皮〤 炒米仁錢 赤苓錢 澤瀉錢

身熱無汗口渴不欲飲 舌苔薄黃 脈形濡數 溫邪伏于肺胃 當以宣達

淡豆豉 牛蒡 防風 只殼 六神曲

嫩蘇梗 前胡 桔梗 連翹 連鬚葱白頭三枚

又

表熱三日 發汗頗重 面赤 苔黃 胃不思納 脈滑數大 欬嗽不暢

溫邪客於肺胃也

粉葛根〤 淡豆豉 桔梗 前胡 紫蘇葉 橘紅

光杏仁 炒只殼 桔梗 生草 六神曲

又

但熱無汗已五六日 胸悶不舒 苔黃 脈象滑數而大 溫熱之氣

雜證

三十六

暑伏陽明再以宣泄

粉葛根五分　嫩蘇梗一錢　法半夏一錢　桔梗八分　生草三分

大豆卷三錢　只殼炭一錢　白杏仁三錢　桃仁一錢　紫背浮萍一錢

又

温邪病交五日，汗淺不多，熱勢稍和，餘恙亦熾，脈來往數，右膺仁悶，咳嗽不暢，陰液耗，邪易留戀，當以存陰泄化，佐入開肺一法

鮮生地五錢　紫菀　牛蒡　只殼　全瓜蔞

淡豆豉全打三錢　前胡　蘇梗　桔梗　白杏仁　加二青竹茹

又

陰耗擾膺，温邪留戀陽明，熱勢倏盛倏衰，神情倦怠，苔黃邊紅，脈弦滑數，再以存陰泄化續治

又

生洋參一錢 鮮生地一兩 知母一錢 宋夏一錢 只殼八分 白杏仁三錢 竹瀝前冲一兩
川斛三錢 淡豉三錢合打 蔻殼八分 蘇梗一錢 姜竹茹一錢 生草四分

溫邪夾濕身熱一旬汗泄不暢四肢痠痛舌苔黃厚而膩脈弦
濡滑亟擬透表化濕以通其腑

炒只殼 淡豉 全瓜蔞 桔梗 防風 牛蒡 枇杷葉
黑山梔 紫菀 炒前胡 杏仁 秦艽 連翹

又

濕邪已延八日熱勢甚熾面赤鼻煤唇燥苔黃膩絳邊刺脈滑
數大便不行陰亟劫燥陽明防其液涸陰變擬存陰泄化兼以通腑

淡竹葉 鮮生地 粉丹皮 知母炭 全括蔞 赤芍

雜證

三十七

又（是晚再診）

只實　麻仁　杏仁　黑梔　連翹、人（律、杵丨）

脉象左濡數右滑大盡勞補緩面赤口乾便溏速泄兩次蘊伏

溫邪　有挾熱下利之象

煨葛根　川連　炒黑丹皮　赤芍　連翹心

川石斛　茯苓　炒杏仁　陳皮　淡竹葉

又

風溫蘊伏肺胃均熱無汗業經九日目赤齒燥唇乾舌苔糙白

口渴脉象濡數不足之徵保陰化燥劫津之虞擬辛涼達邪一法

乾浮萍　牛蒡　淡豆豉　淡苓　粉丹皮　佩蘭叶

乾葛根、　薄荷　鮮石斛（三錢今劑）　桑叶　川鬱金

又

病經旬日，汗泄不暢，灼熱仍然不退，唇齒乾燥，舌苔稍化，尖紅根白，帶糙，脈形濡數。陰分不足之軀，溫邪蘊蒸陽明肺胃之間，恐有劫津之變，擬清透並行法

粉葛根　牛蒡　粉丹皮　淡豆豉　赤芍　連翹心
煨石膏　桑葉　生甘草　鮮生地（合打）　川貝　硃茯神

又

灼熱較緩，唇齒仍然乾燥，白痦略露不多，舌苔化薄，脈濡數，陰虛邪戀陽明，不克透達二經之交，務援為幸，擬景岳法，未卜應手否

細生地　生石膏　肥麥冬　經蔗汁　川貝母　生甘草
淡豆豉　肥知母　連翹心　粉丹皮　淨蟬衣　枇杷葉露

雜證　三十八

又

汗出溱溱，灼熱漸緩，而口渴唇燥亦減，惟形神益倦，咳嗽痰粘不克暢，吐舌白糙，飲不多，脈象濡數，則暑有讝語，此濕熱漸以化燥之機，恐熱結竅之象，治當從肺經氣化，冀其兩解，熱退，切勿致變幻為要，擬方候政

羚羊角　粉丹皮　蟬衣　杏仁　紫菀頭　白桔梗

經桑叶　連翹心　[illegible]　茯神　炒只殼　枇杷葉露

又（晝晚更髮另立此方）

熱陷入裏，身無大熱，神識昏沉，脈浮按兩寸關俱浮弦而緊，沉按無力而滑，舌苔根黃不乾，此係風溫相搏，本宜表裏兩消，今熱不外達，恐漸結入三陰下，致成重症，先擬提邪出表，以冀熱外揚為佳

又

川桂枝 下 防風 5 法半夏 5 雲茯苓 三 炙甘草 下

羌活 三 柴胡 製 下 淡乾姜 下 東白芍 5 水炙升麻 示

温邪病延兩旬，表熱了了，咳嗽，畏思納食，舌之津液不潤，脈右

弦數，左濡滑，數漸從肺家透化之象，似屬佳兆，惟猶經濟舒

務防虛正不克持，陡起變故，擬仲聖法

淡竹葉 生洋參 麥冬 川貝 紫菀茸 只殼 枇杷葉

煨石膏 生甘草 知母 桑葉 白桔梗 丹皮

又

汗出表熱漸和，滯亦減，下口渴得減，舌黃微化，惟肺胃

餘熱未楚，脈象弦數不靜，法當清化以撤餘熱，現在功新

雜證

三十九

一簣須安調攝以冀轉機厥慶

生洋參　莧麥冬　大竹葉　知母　法半夏　白粳米

京川貝　煨石膏　枇杷葉　橘白　生草

又

表熱已淨舌亦生苔胃常降色神情疲倦自覺懶退思納但脉來濡弱濕熱餘邪尚有逗留而正氣大虧易致淹纏擬扶正存陰佐入洩熱一法

生洋參　鮮霍斛　川貝　地骨皮　麥冬　甘蔗汁一杯

細生地　肥知母　桑皮　生甘草　生穀芽另煎湯代水

又

轉方　去細生地用鮮生地[illegible]

又

溫熱病後氣陰兩傷胃納有味不旺咳嗽尚未暢達舌苔已化肺陰消弱擬復脈意加入淺宣餘熱之法

西洋參二錢　炙甘草八分　知母二錢　紫菀一錢　川斛三錢　生熟穀芽各五錢煎湯代水
蛤粉拌清阿膠二錢　細生地四錢　川貝三錢　杏仁三錢　橘白一錢

又

先天不足之體乃被溫熱之氣爍傷陰分脈象左弦虛大舌苔津液潤納食知味不旺大便未行擬氣陰兩顧和胃家一法

臺參鬚　麥冬　天冬　宋夏　細生地　陳阿膠　知母
炒橘白　麻仁　柏子仁　川石斛　茯苓　生熟穀芽　煎代水

又

諸恙告痊腑氣亦通脈息濡細舌苔薄白溫熱病後正陰有

雜證

四十

衡齋的同車並入健脾之法

洋參鬚 天冬 陳阿膠 懷山藥 川石斛 半夏 建蓮肉

二原生地 橘白 生冬朮 只殼炭 白茯苓 砂仁末

又

病後面色帶青脈左虛弦素虛肝陰不足直復正氣有所宜

氣陰兼顧為法

洋參鬚 大生地 製首烏 生鼈甲 清阿膠 知母 生冬朮

懷山藥 半夏 朱茯神 遠志炭 橘白 麩炒只殼炭

又

屢進正陰兼顧日漸佳象惟脈左實大左虛弦舌苔根厚此由病

後脾得食不易運化有積聚之意何從前法加入健運之品

徐

潞党參　枳實　製首烏　麦冬　旱蓮草　硃茯神
甜冬术　煨木香　大生地　辰神砂　遠志炭　新會皮
表熱不揚　脇痛如劈　胸脘脊悶脹脹　泛惡時時　形瘦　腹中膨脹
夜不安寐　苔白微罩黃色　根垢　脈來濡數　此由風溫夾濕互
蘊陽明　治以分可急撤宣達透泄
紫川　葛白根　防風　秦艽　蘇梗　白杏仁　佩蘭葉
淡豉　赤茯苓　荊芥　蟬衣　蒼朮　半夏

又

表熱有汗不解　脇痛頗劇　胸次痞悶　時時形冷　寐則夢
擾　食不思納　泛惡作嘔　腹脹䐜脹　苔白霧膩　脈來弦數　陰虧

雜證　四十一

體質感受風溫夾濕內蘊 最易化燥 防其傳變

北柴胡 製川朴 豬苓 炒防風 前胡 桔紅 神曲

焦白朮 雲茯苓 澤瀉 蔓荊子 姜夏 腹皮 生姜

又

溫邪夾濕伏于肺胃 身熱有汗頭痛不減 胸痞腹脹 口渴不多飲

舌白根厚 脈左弦數 右濡濇 風邪猶戀 與宿逆滯 擬以祛風滲濕

紫胡 廣藿梗 半夏 吉更 羌活 象貝 苡仁

枳殼 紫背浮萍 紫菀 防風 蘇梗 生甘艸

又

溫邪夾濕 蘊蒸肺胃 病延六日 頭痛少減 表熱有汗不解

疹點已微現而未透 胸脇亦有隱約 脘悶較昨稍舒 口渴川

又

飲舌苔黄根垢厚脉弦滑咳嗽偶作不爽邪戀未
達防其内傳擬以解肌達邪治之

淡豉 紫苑 杏仁 赤芍 象貝 姜蚕 水浮萍

牛蒡 只实 蝉衣 生草 前胡 陈皮

又

温邪為病表熱已交一候不為汗衰頭脹口苦兩脉弦數苔
黄帶糙少潤唇燥齒乾腑氣已通胸痞畧減兩臂瘾
疹已透欬嗽不爽當透邪輕揚清洩兼以熱得為妥

黑梔 牛蒡 杏仁 連翹 紫苑 知母 生草

淡豉 前胡 桔梗 赤芍 川貝 蝉衣

雜證

四十二

又

表熱有汗不解疹點已回口渴唇燥舌苔乳黃質絳兩耳失聰
脈濡滑數唇不思飲便泄遂行兩次溫邪夾濕蘊伏陽明挾
熱下利利之意病交八日勢尚未定防它內傳怪變

乳葛根　連翹　蘆竹　連喬心　知母　生艸
小川連　赤苓　丹皮　川貝　乳雀件　赤芍　野薔薇露

又

表熱甚壯口燥唇渴神情煩躁鼻煤舌苔焦黃質絳脈滑數欬
嗽痰粘不爽下利已止病延九日溫邪夾濕尚未盡達再從肺胃兩泄

淡豉　桑葉　竹茹　枳殼　赤芍　天花粉　絳雀斜芽
葛根　川連　丹皮　牛蒡　紫菀　生甘艸

又

温邪夹湿病延旬日，熱勢稍緩，神情恍惚，口渴而睡，卧則恍惚，目不定神，舌苔氣黃，脈形滑數，咳嗽不爽，痰隨氣升，即有語言錯亂，此乃痰擾心竅，擬洩熱清氣祛痰一法

川連（姜汁炒） 只売炭 栝蔞皮 辰茯神（須包） 紫菀 杏仁（去皮） 鮮霍斛（拌） 廣藿魚（二味燈心湯泡口）另

竹茹 法半夏 連翹心 鬱金（磨汁）木香 知母 桃仁（去皮） 水菖蒲 另加 紅佩蘭

又

表熱已和，欬嗽以暢，神倦少納，苔黃而糙，根厚，口味苦膩，脈濡數，温邪漸撤，惟濕熱尚蘊，陽明正陰兩虧之質，未易遽毋，防生特虚陡變

生洋參 全栝蔞 鮮霍斛（二味） 淡豆豉（同打） 枳實 淡芩 蘆根

雜證

四十三

半夏 橘紅 黑梔 連翹 生草 鮮佩蘭 野薔薇露 二味後收入

又

溫邪夾濕病經十有六日熱勢雖衰脈空胸高自覺悶灼苔黃銷化序肺家滑數咳嗽不暢神志倦怠時有模糊當正陰素虧邪陷中焦血痰蒙閉不能透邪外達擬仲聖意佐之

甚參鬚 知母 栝蔞皮 鮮藿斛 連翹心 茯苓 白蔻末
煨石膏 生草 川貝母 淡豆豉二味合打 杏仁 橘紅 鮮佩蘭

夏

暑濕皆傷氣故有氣急胃塞之病始從泄瀉近為積痢小腹陣痛泛惡拒食脈來弦數舌苔垢膩病在脾肺兩經擬以清暑宣濕

又

炙川朴　煨木香　銀花炭　青蒿　佩蘭葉　益元散
製香附　苦丁茶　淮牛膝　赤茯苓　廣陈皮　大腹皮

瀉轉下痢帯下白色無度遍體作痠腹痛胸悶舌白渴不多飲胃呆惡心脉机濡数暑邪與濕濁鬱蒸陽明虚則有嘈口之陰

川朴　姜半夏　蔻仁　陈皮　赤苓　赤芍　鲜佛手　通陈艾
蘇梗　炮姜炭　青皮　只实　神曲　通草　焦谷芽

又

下痢較甚懊憹煩躁舌白噁心脉濡腰楚之腹痛妨內伏邪溢帶暑藥傷胃痛又八日漸虛嘈以收斂之陰積勿忽視

炙蒼朮　炮姜炭　姜半夏　赤苓　焦神曲　杜仲　鲜佛手　伏龍肝

雜證　四十四

杜蘇梗　炒白芍　煨木香　澤瀉　通草　陽春砂（另研）　保和丸（包）三

金

病由失調脾胃兩虧致身熱往來納穀不思口乾不渴畏風寒頭疼有時耳鳴火升肺失清肅咳不靜夜寐仍艱滋養攝納先扶土佐以潛陽

野於朮（飯蒸）　砂仁殼　炙龜版　丹皮　新會皮

製首烏　白茯苓　煅牡蠣　穀芽　青蒿

又

脈象稍和右濡而弱數較緩納穀尚減仍不知饑再擬滋陰潛陽佐以扶土

製於朮　製首烏　炙龜版　煅牡蠣　澤瀉　金石斛

柳 産後

製首烏 肥知母 雲茯苓 生穀芽 丹皮

診脈兩尺較和胃納亦安經云氣陽均降氣以化為水

溲短而洞泄不已擬照舊氏土

甚麥二 歸身二 土白朮二 陽砂仁八 澤瀉一 建蓮子肉二

茯苓三 黑甘草八 黑荊芥八 懷山藥三 陳谷炭一

雜證

晉象書作下筆 金壽田手

已臣吴月 肇白書 於尚志齋

四十五

維揚王九峰先生醫案一卷

〔清〕王之政撰

清抄本

維揚王九峰先生醫案一卷

本書爲中醫醫案著作。王之政（一七五三—一八二一），字獻廷，號九峰。初業儒，後轉而攻醫，在乾、嘉年間頗有盛名，後徵爲太醫院院監，人稱『王徵君』。據記載，他曾爲某將軍之女診脉，斷爲孕男，此女未婚，將軍聞言，大怒而殺女，之政聞此大駭，遂致耳聾，故時人又稱其爲『王聾子』。其子碩如編寫《王九峰醫案》。此外，王氏尚有《醫林寶鑒》《六氣論》《筆隨醫案》《王九峰心法》《痘痧彙評》等著作。王氏門徒甚多，李欣園、蔣寶素爲當中較有名者。本書主要輯録了王之政内科、婦科醫案，分爲類中風、肝風、脾胃、濕、痰、汗、遺精、三消、婦女、瘡等三十二門臨診醫案，反映出王之政豐富的診療經驗和善於運用調補（調補肝腎、調理脾腎、滋補肺腎、交通心腎、温中通降、酸甘化陰、育陰和陽）的學術思想。

維揚王九峰先生醫案目錄

維揚王九峰先生醫案

類中風

類中之症，其說多端。劉河間說因煩勞五志過極，動火而卒中。李東垣說元氣不足，則邪湊之，令人僵仆卒倒。朱丹溪說東南氣溫多濕，由濕生痰，痰生熱，熱生風，故主乎濕。三者已發明類中之由。今診脈象虛軟，陽氣不藏，內風動越，徧身不動，鼻塞不通。一團風痰壅於上部，權擬熄風開竅，清肅上焦。

天麻 附子 菖蒲 茯神 粉草 天竺黄 鉤丁

化橘紅 茯苓 竹瀝 薑汁

素昔操持煩勞，又因去秋濕邪，月餘淋瀝，度傷陽根，風從乘竅。

一偏倚木而不仁，語言蹇而難出，是有類中之象，權擬清風化痰。佐以補氣。勿謂寔痰寔火，專於攻邪。

人參　製半　黃連　當歸　炙草　黃芪　竹瀝

天竹黃　粉丹皮　作二東　薑汁

人事昏沉，舌苔黃厚，痰熱上湧，清竅被蒙，頗有類中情形，仿氣粗汗脫

六君子加木瓜　鉤丁　枝柳　薑汁

內經有云：手指麻緣風溼氣虛，近日足跟足掌一時跳動不安。肝腎虛於下。風陽動擾不熄。防有類中之弊。仿四　金剛用之

當歸　天麻　杜仲　萆薢　豬脊髓　黃芪　獨活

枸杞　牛夕

復方

脈象弦動，風動於中，故四肢麻木跳動，昔用育陰和陽法頗效，

仍主前意，佐以循經。

木瓜　茯苓　萆薢　當歸　秦艽　桑枝

天麻　牛夕　杜仲　首烏　杞子

脈象弦滑，胸痞苦黃，頭筋掣扯不舒，風熱壅痹，痰涎內蓄，治以

開泄。

菊麻二陳加膽南星　厚朴　木香　薑汁

脈象弦動而滑，風感痰多，是以偏中於左，上年經口眼喎斜，風

在經絡否則中於氣血由淺入深須防再中

當歸　黄芪　天麻　秦艽　紅絨　白芍　首烏

殭蚕　虎骨　桑枝

内丁鈎　羚羊　桑葉　天竺黄　茯神　天麻

黄連　貝母　紫胡　薑汁

複方

用滌風活絡法左畔麻木頗減脉亦較和於前仍仿前法加減

羚羊　内丁　桑葉　海桐皮　黄連　柴胡　蒺藜

竹瀝　薑汁

脉象弦滑舌苔厚黄陡然右肢偏痿舌蹇言濇語言不清風感

痰多中於氣分以右屬氣也

六君加天麻　薑蠶　菖蒲　竹瀝　姜汁

六君加桂枝　南星　天麻　竹瀝　姜汁

六君加黄芪　木瓜　殭蠶　南星　當歸

陽明氣厥厥陰風動因心緒不調乘虛上僭頭角跳痛口喎於左診左脈沉細右脈沉弦於兩和氣血之中佐以從經入絡

當歸　黄芪　殭蠶　附子　川芎　白芷　全蝎

紅花　桑枝

風中血脈左手足不遂口從左歪昔河間謂將息失宜心火暴甚火旺風生遂成中於左畔年力雖未衰然已纏十日之久矣

血淋沸、雖以驟效、
羚羊、當歸、天麻、首烏、海桐皮、殭蠶、白芍、
柴胡、牛夕、料豆皮、
脈象虛弦、四肢麻木、內經所謂風淫末疾是也、延久怕成痙厥、
當歸、胡麻、姜蚕、苡仁、牡蠣、白芍、天麻、
黃芪、秦艽、桑枝、
徧身若走麻木、脈象虛弦、肝風襲入絡脈、大氣不調、年已向衰、
須防類中、
人參、天麻、秦艽、胡麻、防風、黃芪、姜殭、
當歸、鈎丁、晚蚕沙、

肝風

脉象弦強，身熱不退，昏昏，係此肝風上僭，有類驚癇，今於節候之中，佐以泄肝清熱。

薄荷 半夏 粉草 勾丁 梔子 杏仁 茯苓

桔梗 檉柳 薑汁

肝胆風火上僭，耳聾鼻塞，眉稜角及太陽皆痛，鼻中瘜肉，謂肝膽風一定治法，但二三年之久，難期速效。

羚羊 梔子 粉草 蔓荊子 苦丁茶 黃芩

丹皮 胡麻 灯心

丹溪云：上升之氣自肝而出，自覺冷者非真冷也。數十年肝風

左痛壯年不得除根衰年自當發出現心中煩亂舌尖刺痛肝血分虛肝陽分旺所宜鎮攝可也

丹參　桑葉　紫石英　茯神　粉草　棗仁　丹皮
柏子霜　玉竹　荷葉

復方去丹參　柏子霜　加牡蠣　茯苓

陽明氣虛厥陰風動一時頭暈眼黑心中不得自主時寒時熱皆肝陽不足故風火不平怕成痙厥仿內經肝苦急食甘緩之

洋參　桑葉　玉竹　茯苓　柏子仁　麥冬　粉草
生地　茯神　荷葉

肝腎不足虛火內動腰腿串痛擬鹹溫走絡法

當歸　熟地　龜板　杜仲　鹿角霜　冊菟子

粉草　牛夕　虎骨膠　菜瓜子

肝氣抑鬱以致肝風上引頭痛昏搖甚則嘔逆酸水食物用潛

搖陽

桑葉　丹皮　當歸　牡蠣　石決明　金鈴子

玉竹　茯神　荷蒂

肝氣素旺，加以平素善飲，肝血久經、內耗，則肝失所養，以致肝

風拂動，時覺心無所主，神無所依，久延恐生痙厥，

勾丁　當歸　黃連　龍骨　粉草　天麻　白芍

胡麻　牡蠣　荷葉

八旬大年，左手常戰掉動惕，近復偏體作麻，脈右大左弦，固屬內風拂起，但淋洩者血之藥不足以生血，涵權用補氣以熄風，

當歸 天麻 琥珀 粉草 黃芪 鈎丁 玉竹

脈象沉弦，譫語，肝氣不伸，虛風內動，開懷歡悅自全，

鈎丁 桑葉 當歸 木瓜 天麻 粉草 玉金 香附 薑汁

復方去天麻 香附 加丹皮 菊花

脈象弦動，呵欠不已，手足麻木，此肝風動，擾脾經，致脾陽不得運行，以脾主四肢故也，延久怕成癱瘓

桂枝 二陳 加殭蠶 附子 木瓜 薑汁

嗔怒動肝，肝風震起，犯胃，致胃氣失下行，爲噎之症，心下橫梗，周身筋攣，情志中病，最難速效。

梔子　豆豉　黃連　牡蠣　吳萸　丹皮　鈎藤　天麻

金鈴　姜皮

諸風

偏身麻木如針刺，四肢重墜，診脈弦細，此受天地不正之邪風，血脈凝澀，方書所謂大麻風症是也，最難調治，擬驅風發散法。

麻黄　蒼朮　當歸　白芷　天麻　苦參　萆薢
牛膝　胡麻　浮萍

肝風上僭，譫語呢喃，目斜手動，將舌呃吐黄水，繼以此症，所謂暑風是也，証殊重大。

黄連　丹皮　茯苓　勾丁　桂枝　梔子　粉草
龍膽　荷葉

脈象弦數，右大於左，肝肺經中風熱痰遏阻，氣血不行，鬱結塊

筋以及右脇右臂牽掣不舒擬通絡除風法

羚羊　旋覆花　歸鬚　苡仁　大紅絨　桂枝

羌活　蒺藜　海桐皮　絲瓜絡

復方

脉象似見弦滑項筋雖見小愈而肝肺中風邪尚未盡熄仍主前法加減

羚羊　羌活　姜黃　桑枝　桂枝　歸鬚　蒺藜

内經云曲運神機勞傷乎心言外過思勞傷乎脾盡力謀慮勞傷乎肝設帳多年身經靜坐而心神常動而不息動則陽升以致内風亦動耳鳴頭暈心悸肩冷甚至驚惕遺精無往而非因

風拂起起微 妄用清鎮和陽熄風法

人參 生地 牡蠣 桑葉 三角胡麻 首烏

白芍 紫石英 甘菊花 荷葉

脈象沉弦帶數胸脘阻脹偏倚風痱肝熱未清木邪凌於胃土

用苦降辛通法

歸芍 二陳加黃連 於朮 金鈴子 荷葉

痿

始而偏倚皆痿繼則左腿痠軟日就見枯細閱病情由陽明氣虛厥陰風動蓋陽明爲胃居十二經絡之長主束筋骨而流利機關厥陰風木一動則陽明失其統束之權百骸盡病迩時身痛皆逕而左腿無力肝血腎液不得流貫即錦文正公所謂欲脚病是也少年患此老年又嘗酒色

當歸　首烏　萆薢　虎骨膠（陰嫩加杞）　白茄根　白芍

萎蕤　杜仲　菝葜（雞全骨）　料豆皮

腿軟無力二便不得自主今診脈象較大始而寒風繫絡今已化熱從朱丹溪滋腎丸可也

知母三錢　黄柏三錢　肉桂字為末用米湯為丸分三早服

鹽水送下

賊風入於肝腎始而腹痛繼則徧身拘急令兩腿疼軟無力不能步履方書所謂痿痹者是也難治

人參　白朮　桂枝　獨活　秦艽　細辛　桑寄生

川烏　草烏　全蝎　萆薢　蒼朮　當歸　苡仁

防風　菟絲子

兩腿無力步履維艱方書所謂痿症是也用舒補陽明法

六君子加萆薢　木瓜　苡仁　桑枝

歸芍四君加杜仲　秦艽　木瓜　鹿角霜

癫狂痉厥

脉象沈弦神识如蒙语言謇涩时多叹息此情志不舒致肝风内煽防成癫病

人参 当归 南星 木香 茯神 白芍 白附子

玉金 甘草 姜汁

又白矾丸 白凡半 玉金六分 姜汁为丸弘服服若开水下

又二陈加当归 木香 玉金 姜汁

神呆目瞪语言默又深风痰在肝络难治

六君加川乌 全蝎 姜汁

二陈加南星 天麻 玉金 菖蒲 木香 姜汁

又左金丸

脈象弦勁不軟頭目眩暈手指麻木迷悱目達甚驚叫狂呼神情錯亂一團風潛內擾恐生痙厥

内麻二錢加羚羊　桑葉　甘草　甘菊　姜汁

面青反張滿身汗搐牙關微緊氣急不舒症屬柔痙難治

桂枝　白芍　姜蚕　内藤　當归　秦艽　人退焙灰研和

神思錯亂汗多痰狂四肢時厥此如惊悸錯或痰風痰火上炎恐有癲癇之累

洋參　茯神　遠志　棗仁　龍骨　辰砂　製附子

白芍　黑鉛　紫石英　童便

失血

咳嗽知而肺傷敗血溢口而出脈空大元氣虧極防汗脫之虞

紫菀　馬兜鈴　指甲　款冬花　苡仁　牛子

桔梗　白薇　枇杷葉　絲瓜絡

操持經營又並保發出力咳嗆時常失血診脈弦細帶濇陰分素虧肝陽自旺症涉勞損

孩兒參　河膠　五味子　苡仁　枇杷

北沙參　紫菀　夜合花　丹皮　童便

診消肉削脈象弦強肝陰虧極木火內燃入夏以來暴失血甚多誦讀咏吟身雖靜坐而神機常動動則風火內擾自漸遂熾

現交暑令流金鑠石乃貴恙之時頭也擬潛陽育陰法

參鬚 牡蠣 五味子 女貞子 丹皮 童便

河膠 白芍 生訶子 夜合花 杜仲

肝腎虧於下營陰爍於上日前血復成瘀而出今血雖止而元

氣衰小便甚頻數此之勞氣粗似喘下元不納治以收鎮

熟地 山藥 天冬 夜合花 牡蠣 童便

萸肉 五味 黃柏 炙龜板 活磁石

內經言陽絡傷則血外溢者從口鼻而出也今鼻血雖已脈象

弦小于前但指下欠柔和之象緣賦素弱血去陰傷宜防情意

天冬 麥冬 生地 熟地 白芍 茯神 丹皮 牡蠣

脈象弦數，日前左脇下脹痛，吐紫血甚多，此肝火逼迫，致血不能藏，治以酸斂。

當歸　白芍　丹皮　山梔子　牡蠣　茯苓

失血後脈象兩弦，食物不安，肝胃受傷，防脇。

當歸　桂枝　茯苓　兔絲子　金鈴子

白芍　黃連　甘草　蓮苡子　料豆皮

面黃浮腫，吞酸時帶紫瘀血出，此勞力傷肝，肝氣逆而犯胃。蓋胃者黨也，多氣多血之所，常被肝木戕賊，則胃血自然瘀痺，是瘀凝阻腫脹。

桂枝　白朮　吳萸　蓮苡子　澤瀉　桃仁　茯苓

橘核　鬼臼一錢　鏽釘一錢

脈象弦大不柔，時常咯血，胸膈不舒，肝陽逆亂，致肺金清肅不行，用清降法

沙參　生地　牡蠣　白芍　元參

貝母　牛膝　阿膠　杜仲　童便

白薇　貝母　澤蘭葉　茺蔚子　絲瓜絡

苡仁　丹皮　柏子仁　淮牛夕

另用參三七　另降香五分　各磨汁兩冲服

診肝肺脈独大，偶然失紅，先患痔漏，可見肺素有伏熱下迭，加以心緒煩冗，謀慮太過，木火上炎，血不得靜，循而上溢，內經所

謂盡力謀慮勞傷乎肝用清解法治之
南沙參　生地　牡蠣　知母　甘草
茺蔚子　丹皮　桑皮　白薇　童便
原方加川黃柏　柏子霜

虛損

脉象弦濇咽痛氣啞素有失血舊恙陰傷已極陰中之火上炎是以嗆咳不已証屬勞損明日必妥耗分陰陽互換慎之

河間　牡蠣　五味子　桔梗　貝母　白芍　麦冬

扁谷花　甘草　猪膚湯並

又　河間　北沙參　麦冬　五味、　粉草　桔梗　猪膚湯並

内經云陰虛生内熱奈何岐伯曰有所勞倦形氣衰少穀氣不盛上焦不行下脘不通胃氣熱熱氣熏胸中故内熱此内經論脾胃之陰虛而肝腎失滋灌之根源也今嗆咳失音昔曾吐血陰中之火上爍肺金以致聲音不出証恐防成勞損仿景岳金

水六君煎佐以甘酸化陰法

金水六君加北沙參　五味　阿膠　糯米清湯煎

脈象弦濡形体消瘦前日吐血甚多肝肺之陰皆虛是以午後作熱咳有勞怯之象恐藥餌難以建功

生脈加阿膠　龜板　粉草　熟地　杭芍　核桃七個

形体瘦削脈象細弦先天不足之本質平昔屢吃水烟辛烈之物性直冲肺部絡血受傷當初夏時大氣發泄痰帶血出清肅之氣不行陰液乘虛因成寒熱喘咳廿痰七竅有炎火出諸虛虛損宜保治勿懈

參鬚　生地　桂枝　北沙參　阿膠　天冬　五味

甘草　地骨皮　童便

形体瘦削脈象芤弦陰液消亡厥陰內逆用藥大旨甘酸柔緩一定法程但虛不肯復語之損由經有上損從陽下損從陰之論是今損在肝經須從下治然肝居五臟之小人最不易治孔子所謂近之則不遜遠之則怨是也

北沙參　貝母　天冬　麥冬　阿膠　五味　甘草

銀柴胡　牡蠣　青蒿　藕汁

去冬陡然失血嗆咳不得止診脈細濡濇陰氣虛是以不時有寒熱之象現交暑令火氣加臨恐防失血姑用滋陰法

生脈加阿膠　藕節　枇杷　紫菀　百合　粉草　糯米

原方去蘇葉 加夜合花 款冬花

操持經營，以致肝陽日亢，上爍肺金，嗆咳失血，始而一年一發，繼則安作發勤，入秋以來復戕瘧邪，三日一作，肝陰形不足，陰虛則陽愈旺，咳血頻來，證勢頗有效象。始用清滋一法。

沙參 河膠 丹皮 甘草 紫菀茸 麥冬

貝母 桔梗 蛤蚧 藕節

屢屢失血，脈象虛弦，肝陰不足，厥陰上逆，陽絡受傷，血從口出。甘酸化陰，一定治法，然是證頗有怯象。

當歸 人參 紫菀 牡蠣 白芍 河膠 丹皮

冬蟲夏草 糯米湯煎

復方

水少肝虛肝陽上僭復侮肺金以致喉咳失红今覺無病而脈象左手芤虚弦細時而遺精水不涵木相火易於妄動歟有芤怯之虞用甘酸鹹降法服兩月後再行斟酌

生地弁　阿膠弁　熟地弁　五味半　女貞子弁

杭芍錢半　人參（秋石水炒）弁　訶子錢半　牡蠣四　麥冬錢半

粉草生　為末用淡菜弁煨极爛搗化為丸每早三錢開水下

血不養肝肝火上僭以致陽絡受傷失血數次但左脈弦濇天癸甚少午後漸熱咽喉赤而微疼此肝火蒸爍以歐滌肝經上逆於喉也是症頗有怯象仿三才湯用之

三才湯加河膠 牡蠣 杭芍 丹皮 女貞子

脈象左弦右弱肝木失腎水培養以致木氣侵凌脾胃陰陽失循序流行之職不時寒熱今寒熱少止而大便晨夕作瀉脾腎陽微防生腫脹

真武湯加人參 甘草 五味 牡蠣

又異功合真武湯

脈象右手細弱左手弦強勞怯多年肝腎兩虛前月吐紫血而稠厚腰痛脊痠下焦無收束之權可見漸致危亟陽從地起茲營乾灰燥下虛之体不足以供升發之時用清潤鎮攝法

熟地 牡蠣 洋參 茯苓 丹皮 山萸肉 五味

磁石　甘草　青鉛

陰虛於下陽熾於上以致嗆咳失血診脈弦大不浮全屬男子平人脈大者爲勞似此刻交冬至陽從地起葭管飛灰人身一小天地陰陽迭運豈不應之倣以前方爲主佐以鎮攝法

熟地　五味　磁石　黃柏　粉草　龜板　麥冬
女貞　貝母　核桃　爲末煉蜜丸

形瘦脈弦嗆咳作熱肝陰不足大率由腎水先虧先天之本在腎腎爲人之根本經病勢未見大敗譬如枝葉雖茂而根本實先虧矣是病之所以難治也

熟地　人參　款冬　白芍　冬蟲夏草

龟板　五味　杜仲　甘草　紫衣胡桃

劳怯多年，肝血已耗，血耗则木不平，有戕胃土，是以胸中阻胀，食物大减。近日左耳旁肿硬，气血凝结，又为外风所逼，于虚之体，况不能胜此重症也。

当归　杞子　紫菀　半夏　茯苓　夏枯草

白芍　丹皮　白术　橘红　甘草

按肾为先天，脾为后天，肾为水而真阳寄焉，脾属土而中阳运焉。内经论阳气者若天与日，失其所则折寿而不彰，是知阳气为人身所最重者也。脾阳衰则食少便溏，肾阳衰则腹痛胀满。用药大意，盖更以培土使二阳得复其职，可返光，尤须屏却烦

勞瘵現目白底陰生而消渴不止恐藥餌無挽回之力也

人參　牡蠣　杜仲　五味　秋石

麥冬　龜板　牛夕　金釵

右藥共爲細末用紫河車一具米泔水洗搗去白膜不去紅筋水九分阿膠一分燉鎔烊和爛搗似連綿爲丸

咳氣重濁不揚氣色消索不振脈象虛弦肝陰肺陰交虧怯症根基已著仿景岳左歸丸主意

熟地　山萸　牛夕　兔絲餅　人參　麥冬　五味子

萸肉　枸杞　阿膠　龜板膠　茯苓　天冬

化二膠爲丸溫水下

咳

肝經菀勃之火上炎灼肺金咳不已經未經失紅已有成勞之勢今左脇牽動痛咳逆倚息診脈弦滑纯中氣痺須防失血

旋覆花　紫菀　歸鬚　苡仁　茺蔚子　南沙參

川貝　琥珀　玉金　絲瓜絡

風邪搏膈清肅不行咳吐腥痰防成肺癰

沙參　桑皮　百部　甘草　苡仁　紫菀炙　旋覆花

川貝　桔梗　絲瓜絡

心主營肺主衛肺氣素虛不能外衛皮膚六淫之邪最易爲患

診脈虛弦帶數咳嗽艱於安臥雖不惡寒發熱而風火之邪又

乘虛竄入清肅不行胸中痞塞不寬不飢不食不大便急宜清降肺氣

旋覆花　前胡　橘紅　梔子　桑皮　瓜蔞

蘇子霜　杏仁　半夏　豆豉　葦竹

咳嗽百日之久痰沫皆鹹素有疝氣又主痰濕峻藥屢進肺腎之氣皆虛當此盛暑火氣發洩收納之法刻不容緩用生梔地黃芪

太子參　五味　萸肉　山藥　磁石　麥冬　熟地

夜合花　茯苓　料豆皮

咳嗽久而潰瘍受傷虛陽逆乘虛上冒食物欠安診脈右大於

左權於開泽之中佐以活絡

杏仁　苡仁　旋覆花　血珀　通草　紫菀　丹皮

柏子霜　甘草　絲瓜絡

內經云久咳不已則三焦受之恙由去秋産後傷並咳嗽氣粗

延綿一年有餘每發時則胸膈上下及小腹牽連而痛肝木失

條風火上炎以致經中氣血交虧用攝納柔肝法

當歸　白术　附子　款冬　木瓜　白芍　茯苓

半夏　磁石　核桃仁

咳嗽累年冬天發甚內經所謂秋傷於濕冬生咳嗽是也診脉

數大近來復不舉發時有嗆咳當此初夏正濕土主令之時苦

辛涼法是其治也

六君加紫菀 款冬花 萎蕤 桑皮

肝肺液虛厥液上泛致嗆咳不已胸脇皆疼肝肺以膜相連久咳則絡脈受傷防其失血今當暑令火氣加臨保肺清金不可泥更難也此是証難以杜患

生脈加百合 生地 苡仁 麥陵 貝母 阿膠

萎蕤 粉草

咳血

脈象細濡、肝血腎水皆虛、水少則火旺、薰爍不已、肺金受傷、咳嗽屢帶失血、聲音微啞、乃勞損之末傳也、誠不易治、用金水相生法、

人參　阿膠　杭芍　桔梗　煨訶子　五味　茯苓

天冬　甘草　豬膚湯煎

內經謂陽絡傷則血外溢、外溢者從上出也、向有鼻衄之症、每從左竅而出、現又咯血、其肝經有熱無疑矣、診脈左關尺弦大於右、不但肝經多熱、而腎經之火亦復上僭、暫停誦讀、以育陰和陽為是、

犀角 白芍 知母 茯神 女貞子 生地 丹皮

天冬 牡蠣 淮牛夕 海藻

誦讀吟咏身體靜坐而心神常動而不息心為君火動則相火翕然從之是以有喀咳失血之弊診脉弦強不柔咳嗽氣急金水不能相生也怕延怯症值此暑令當大滋腎水以保肺金庶乎近理用張景岳法

當歸 阿膠 天冬 五味 甘草 熟地 丹皮

杜仲 核桃仁

又生脉地黃去澤瀉 加阿膠 核桃仁

右脉弦細左尺稍大咳血夾痰閱病源血從肺出而實自腎來

氣血平和，寢食如常，可以維持用清鎮法。

熟地　山萸　天冬　磁石　牡蠣　山藥　百合

五味　茯蕊石　龜板　童便

喘

勞傷受風肺氣不降是以喘急擬清降法

蘇子 杏仁 前胡 桑皮 桂枝 半夏 茯苓

粉草 旋覆花 土瓜絡 姜汁

肝腎衰於下肺氣虛於上外風乘虛竊入咳喘不能安臥用辛潤鎮飲法肺氣已平但腎真不足再擬用清補一法

孩兒參 紫菀 丹皮 茯苓 柏子仁 麥冬

阿膠 白芍 女貞子

咳喘屢發肺腎之氣皆虛肝血亦多不足法宜收納下焦雜以杜壺

熟地　萸肉　山藥　茯苓　澤瀉　丹皮　五味
磁石　附子　右末煉蜜丸早服三錢開水下

形瘦肉削飲食減少喘不能臥肺腎皆虛敷衍之症
磁石附都氣　紫衣胡桃

哮喘多年良由肺有膠固之痰外招非時之風不時氣粗痰湧
喘不能臥必使外風消散而後喘咳方平方書所謂溢飲支飲
是也最難除根
真武湯去白芍　加款冬花　殭蚕

哮喘屢發氣壅不能安臥用肺家之藥無功暫擬丸方
都氣加附子　款冬花

又金水六君煎

咳喘當冬令而劇，卧不安席，冬月寒水司天，腎氣不固，上逆為喘，治以甘寒鹹摄下。

都氣去澤瀉 加款冬花 牡蠣 胡桃

鼓脹 水腫單脹附

脈象沉細腹大氣急履不能臥四肢腫而作凉一團寒水泛溢釀成臌脹大證難治

桂枝 白朮 牛夕 腹皮 萆薢 椒目 附子

茯苓 車前 通草 防己

又五苓加牛夕 赤小豆 通草 車前 皂角種

又控涎丸一付

濕熱歸內偏身皆腫腹脹臍突脈虛臌脹難治

附子理中加桂枝 萆薢 腹皮 茯苓 牛夕 姜汁

脈象沉弦偏身皆腫腹大氣急悉由煩勞惱怒以致肝木肆橫

肺金失清肅降下之權不能通調水道下輸膀胱是以水邪泛

溢腫脹水臌大証病情殊屬難治

牡蠣　五加皮　防已　通草　赤小豆　澤瀉

薤白　茯苓皮　椒目

水邪泛溢腫脹由下及上診脈沉細陽不運行故之象也

五苓加沉香　薤白　車前　通草　腹皮　料豆皮

暑溼傷脾脾氣已敗腹大不能食物難治

理中加桂枝　茯苓　木香　草菓　通草　腹皮　薑汁

脾腎兩敗腹大如箕膨脹已成前日曾言難治勉方以冀萬一

理浄黄加附子　白芍　茯苓　牡蠣　甘草　料豆皮

面黄肌瘦腹大且膨此脾氣不調氣不收來怕成蠱脹

素降湯加木瓜　腹皮　橘皮鹽炙　涤鼈醋炙二次

脉象沉细腹脹且膨肝木乘脾氣因流來有單腹脹之虞用開

太陽法

五苓加金鈴子　木瓜　小茴　料豆皮　姜皮

脹

經云濁氣在上則生䐜脹又云腎病善脹診脉弦大不柔飲食

少而運化維艰脾陽不運以致濁滯之氣不能是症怕成单腹

脹擬用附子理中湯

附子理中加當歸　白芍　小茴　茯苓　韭菜子　棗薑

復方

脉經云脹滿脉弦上制於木謂木邪有戕脾胃也首用溫通法
脹勢少減惟覺酸味制心木曰曲直曲直作酸則脾胃受困可
知仍用溫通中和陽佐以泄肝和胃法

歸芍理中加吳萸　蓽撥

脈象弦大無力胃脘時痛左脇旁脹而不寬肝脾不和致中州
陽氣失運延久恐生腫脹

桂苓甘术湯加吳萸　炙附　生薑　大棗

復方

恙緣肝木肆橫致脾胃中土受傷胃脘脹痛食物不甘陽氣不

運晶易臻濕前案中悄生脛脹居此左脇脹痛已經消減仍以
運動中州居主佐以平肝可也
白术 茯苓 木香 草果 附子 木瓜 陳皮
粉草 生姜 大棗
脈象弦大不柔腹皆脹此肝氣橫逆致中氣不得運行延久
恐成單脹
左金加當歸 白芍 金鈴子 香附 木瓜 茯苓
複方
用苦辛開泄泄脹勢積聚仍仿前意但肝居血藏幸天癸尚調
可以徐持後治

左金加白术　茯苓　香附　金鈴　酒磨沉香

脉象弦细尚有癃毋近来复受微凉寒热咳嗽今嗜卧已得但腹中氣道不舒脘中阻脹此肝腎不調伏邪濕熱用兩和肝脾佐以分利

四苓合左金加香附　木香　甘草　薑皮

又桂苓甘术湯加白芍　吳萸　金鈴　桂枝　料豆皮

脉象弦强由小腹阻脹上至胃口兩脇發水剌以夏間曾吐血甚多此努力傷肝肝氣逆而血湧剌發冬至陽氣升萌或恐復

臨前職

當歸左金合金鈴子散加香附　牛夕　甘草　沉香汁

肝血少則作熱肝氣散則作脹診脈弦大舌赤無苔元氣已離症殊難治

人參　當歸　白芍　鱉甲　牡蠣　木瓜　蘇梗

青蒿　料豆皮

復方

用甘酸寒飲法熱勢脹勢皆減無如脾胃已敗全不思食難於力矣姑擬健中以盡人力

六君加木香　木瓜　黍米　荷葉

恙由久痢脾氣大傷升降之機皆鈍氣机於中腹形漸大已成中滿之病證勢殊為棘手姑用理中兼以分升降之氣然非易

夕所致底乎也

理中湯

診脈沉弦且狹小腹結形滿腹皆脹產後而得所以瘀破血之

藥無算細揣病情肝血暴虛肝氣散逆日復一日不但肝氣不

收而脾腎之氣亦散亂不收是謂有防鼓脹

人參　白朮　附子　白芍　木瓜　當歸　茯苓

炮薑　甘草　料豆皮

腫

脉象細弦徧身皆腫下則大便稀溏上則氣粗似喘脾腎皆虧

雜治

五苓加桂枝　木瓜　腹皮　五加皮　甘草　料豆皮

遍身皆腫坐不能卧水氣泛溢高源訪喘証難收功治宜備

真武加牛夕　通草　五加皮　腹皮　甘草　椒目

車前

又桂苓甘术湯加通草　腹皮　五加皮　冬瓜皮　薑皮

三瘧大半年之久脾陽不運腎水泛溢而生腫脹已屬敗症用行水之藥暫快一時而正氣更復受傷虛而誤下在不治之條另請　高明可也

茯苓　白术　腹皮　蟾皮　牛夕　桂枝　甘草

通草　料豆皮　煨薑

經云諸濕腫滿皆屬於脾脾居陰土必賴陽氣以運之否則水谷化濕濕聚成水水氣泛溢則肺治節不行不能通調水道下輸膀胱而腫成矣初用通陽利濕繼用辛溫達表經所謂開鬼門潔淨府方法脹勢稍減而腫勢不衰病情不及不重宜概通陽利水法

於朮　桂枝　牛夕　薤白　通草　茯苓　木香

車前　腹皮　冬瓜子　薑皮

經云風則上先受之濕則下陰受之恙情始由面腫繼及遍身呼吸之氣外風通肺肺家清肅不行不能通調水道下輸膀胱以致一身盡腫經又云病從上受者先治其上從上之下而後

及於下者亦宜先治其上而後治其下此所謂治病必求其本也仍從肺治以肺為水之生源也

麻黃　杏仁　橘紅　半夏　甲朴　茯苓　桃果

通草　甘草　生姜皮

脈象沉伏有似慢游足腫氣浮咳吐痰飲脾腎陽微水邪泛溢有喘滿脹脹之虞

肉桂　附子　白术　茯苓　澤瀉　車前　牛夕

沉香　腹皮　通草　料豆皮

脈象沉細胸腹作脹寔水泛溢以致腫脹漸及周身殊乃難治

理中加附子　茯苓　澤瀉　車前　牛夕　腹皮　椒目

膈證

肝氣逆於會厭嚨中作痛飲食阻逆久延防膈

左金加當歸 白芍 梔子 丹皮 桔梗 甘草 茯苓

又清咽太平丸去犀角 防風 加黃連 馬勃 山豆根

復方

少陰循嚨厥陰繞咽二經火熾是以作痛朱丹溪所謂氣有餘便是火是症慮防噎膈

當歸 元參 生地 丹皮 牡蠣 牛夕 桔梗

甘草 生訶子

以二陳加黃連 梔子 杏仁 廣皮

診脈弦濇胸口阻逆食物難於下咽膈症已成難治

六君加旋覆花　代赭石　蘇子　白芥子　杵頭糠

右脈弦滑硬大胸次及咽嗌不舒食物皆有窒礙此痰壅於中致肺氣不降省煩節慾為要

旋覆二陳加梔子　豆豉　川連　薑汁

復方

脈象緩小但飲食仍未順適前後心皆痛久有脾濕釀惹胃氣不主下行肺金清肅不降致中上二焦之氣升降不得自如頗有噎膈情形再擬開降法

旋覆花　杏仁　桃仁　橘紅　苡仁　桑皮　琥珀

葉董 青蒿管

脈象枯弦胸口痞悶口燥舌乾而赤大便結燥此腸胃中津液失升降之機延久防成三陽結症不可視爲輕小也

人參 麥冬 五味 廣皮 解石斛 郁李仁 貝母

複方

用甘緩潤法脈象稍和飲食較增但舌赤而乾津液未復當仍宜甘緩法

人參 麥冬 五味 木瓜 石斛 扁豆

胃脘當心而痛脈來沉弦胸痞噫噯肝厥犯胃土受木凌防成三陽結症

吴萸理中加人参　金斛　当归　白芍　木瓜　錢楷磨冲

脉象弦滑食物不安此肝木逆胃致胃气失下行为顺之机恶房噎膈

二陈合左金加苑仁乌药　玉金　杵头糠

年近七旬津液已涸阳气有余自多上僭方书所谓液消于下阳结于上令人成膈用清降法

枇杷　杏仁　桃仁　贝母　紫菀　甘草　桔梗

通草　枇杷叶　活水芦根

脉象沉涩气阻妨于饮食此郁伤肝气上逆膈症派也

金铃子散加白芍　白蒺子　乌药　姜汁

脈象弦濇飲物時多稍拒痰溢上涎來近六日津液已衰所謂膈症是也

六君合左金加木瓜 谷芽 杵頭糠

脈象弦硬胃脘之右痛及腰脇飲食大減此勞倦傷脾脾絡中血液凝結膈症是也

當歸 白芍 桂枝 吳萸 香附 茯苓 琥珀 牛夕 肉蓯蓉 料豆皮

肝氣沖於脾胃始而飲食不運繼則阻逆多痰全不思食情氣乃肝木所傷症屬噎膈

太子參 白朮 茯苓 甘草 陳皮 半夏 吳萸

茯苓　甘草　半夏　兎絲子　生薑　大棗

反胃 嘔吐附

脈象弦細食物逾時復出吞酸噯腐肝胃陽微怕成反胃

吴萸理中加附子 木香 草果 益智仁 薑棗

肝胃脾不調食物阻而不化胃脘中有形不時嘔出原物心下嘈雜陽氣不得運行是症備其反胃

左金加當歸 白芍 白术 甘草 益智仁 蓽撥

兎絲子 階磨鐵釘

命门火衰肝木逆胃朝食暮吐症屬反胃難治

人參 附子 當歸 炮薑 吴萸 白术 韭菜子

兎絲餅 公丁香 花椒

又補火丸數服

復方

命門火衰胃經不能腐化痛脹綿綿朝食暮吐暮食朝吐王太僕所謂食入反出責之無火者此也前用溫通下元法嘔吐少減脹痛之勢亦衰仍主前意為丸暫服數日可也

附子理中加吴萸　木瓜　金鈴子　益智仁　神曲糊丸

胃脘作痛食物不化每至午後漸劇入夜分更重傾囊吐出而後快脈象弦強肝木逆胃中下之陽皆弱防成反胃

人參　白朮　當歸　萊菔子　甘草　乾薑　吴萸

菟絲餅　花椒

又補火丸一服

後方

王太僕云食不得入是有火也食久復出是無火也大率由中下之陽微所以陽衰之時飲食雖入迨時嘔出已成反胃之病

診脈左弦大右虛弦厥濁干犯陽明胃氣不得下降再撤苦降辛開之法

附子理中合左金丸加烏梅 桂枝 花椒

嘔吐

診脈弦大得食即嘔自覺氣撐出咽噯噯不已此肝木逆胃土胃氣不降便溏失紅

二陳合左金加旋覆花 代赭石 木瓜 金鈴子
甘草 錯磨鏽釘

王太僕云食不得入是有火也脈象弦大肝氣必旺丹溪云氣
有餘便是火火性上炎是以作嘔用苦降辛開法
左金加梔子 丹皮 金鈴 陳皮 茯苓

脈象弦細腹脹且疼嘔吐食物此肝木横逆脾氣不運現在
徧身浮腫脾土受困水氣乘之久延恐成臌脹
吳萸理中加桂枝 沉香 金鈴 橘核 料豆皮

復方

因辛通溫中法嘔痛之勢大減不比俗醫但知破氣以冀嘔止

殊不知中州陽氣不足金被金虛正氣不能運動痰水趣臟趣
痰食已獲故但內傷之症不比時邪一旦可以驟然不能運行
四里

理中合六君子加金鈴　生姜　大棗

復方

揉持煩勞以致氣留於內又兼抑鬱動勞傷肝乘虛而犯胃上
中脘積塊阻脹不納飲食閱已上所服之藥破氣降逆以冀嘔
止殊不知破氣傷陽陽氣不運則中氣不行是以得食即嘔今
已嘔止但四府之證切宜省煩勞怒不然恐致反覆

六君加木香　吳萸　附子　木瓜　煨姜大棗為丸

木乘土

脉象双弦胸痞腹脹大便稀溏肝木剋於脾土陽氣不得運行擬通陽法益扶土抑木此一定治法但一年之久非旦夕奏功

真武加人參　吴萸　木瓜　甘草　木香　料豆皮

又四君合左金加附子　木香　橘核　小茴香　荔枝

東垣先生云脾宜升則健胃宜降則和其所以能升能降者全賴中州陽氣轉輸默運也今以菀怒之餘致肝失條達暢遂之權從中氣血交痹左脇旁牽痛木氣一張土氣必弱飲食之精氣限於充養肌肉消瘦大便時溏所必至也因證治肝三法肝氣有餘治以辛散不足治以酸收敗弱治以甘緩證脉弦緊之

衰稍減右関細於左関甘酸柔緩宜商辛散之品在所不用也

異功加炙附　木炙　木瓜　金鈴　生薑　大棗

肝木逆乘脾胃嘔吐酸水穀食中陽不振四肢皆涼擬甘温佐以酸苦厥陰陽明主治

洋參　白芍　吳萸　川連　木瓜　桂枝　甘草

茯苓　金鈴子　生薑　大棗

肝木肆橫過中犯擾及肺部胸膈作痛診脈弦硬有失紅之虞

歸鬚　桂枝　川連　琥珀　金鈴子　旋覆花

桃仁　吳萸　甘草　元胡索　降香汁

左関脈弦胃脘刺痛頭目眩暈時發風疹肝血不充肝風內擾

而陽明必當其衝逆延久怕成噎症

人參　白朮　半夏　當歸　大胡麻　茯苓　甘草

琥珀　木香　荷葉

經云木菀達之達者條達之謂也凡飲食起居情志寒煖皆宜

其中均可謂之達蓋緣肝氣菀痺致肝木不伸乘於陽明胃口

達用理中調暢法脈息漸起但模糊之象據述每下午後覺腹

中氣逆當陽氣漸衰而來必有所乎溫通兩降矣

當歸　桂枝　薤白頭　白朮　金鈴　血珀　廣皮

半夏　茯苓　甘草　料豆皮

蓋緣肝氣肆橫始而傷胃水穀不能化則傷脾大便清瀉診脈

象有似彈石全無和氣春秋已高生氣不至奈何姑擬諸藏一
法所謂盡人力以待天時也

赤石脂　禹餘糧　人參　烏梅　茯苓　甘草

當歸　白芍　蘇葉

氣從左脇繞於胃脘之右似痛非痛此肝氣不主收納經所謂
肝居於左其氣常行於右是也

當歸　白芍　山萸　牛夕　沉香　茯苓　料豆皮

診脈弦緩少神咳嗽多痰脾胃困虛肝氣亦逆用瀉肝安胃法

六君合左金加香附　白芥子　杵頭糠

復方

悒鬱動肝，肝氣逆而犯胃，噯噯痰沫。首用溫膽安胃法，擬減什三，服主前方，佐以鎮逆。但宜開懷歡笑，再加藥餌之功，庶可漸愈。以肝於五行屬木，木喜調暢故也。

旋代二陳加人參　川連　玉金　姜汁

脈息不調，顯然肝氣阻逆，是以食物有礙。此情志中病，宜開懷歡悅，方可與藥餌並功。

歸芍二陳加柴胡　香附　醋磨鐵釘

梅核氣

肝氣逆於會厭咽嗌如有物阻塞方書所謂梅核氣治以開降

旋覆花　金鈴子　梔子　丹皮　杏仁　玉金

蘇梗　甘草　桔紅　金橘葉

診脈兩關皆弦喉間如有物阻千金所謂喉間如有物狀吞不入吐不出者是也此肝氣上衝於會厭難期速效

逍遥散加玉金　金鈴　川連　梔子　木瓜　甘草

又杏仁　蘇子　桔紅　白蔻仁　紫苑　茯苓

桔梗　甘草　右末薑汁和蜜為丸以龍眼肉大每卧時噙一丸津液化下

脉象沉菀不暢咽嗌如有物阻方書所謂梅核氣是也此肺氣不舒致升降之機滯

四七湯加杏仁　蔻仁　桔梗　粉草　葦莖

恙緣菀結日久致肝氣上衝會厭咽膈不利釀成梅核氣症切宜開懷歡悦最忌悒菀

逍遥散加杏仁　玉金　甘草　桔梗　葦莖

胸膈之上氣道不宣一時咽嗌阻塞診脉弦滑平素煩勞少逸津虚於下陽熾於上恒成三陽結症用清降法治之

紫菀　當歸　甘草　丹皮　五味子　生地

白芍　牡蠣　杏仁　絲瓜絡

柿餅切成碎塊浸麻油中可不時食之

肝氣菀於會厭咽嗌阻塞食物有碍上膈象也擬治

四七湯加旋覆花　代赭石　杏仁　蔻仁　甘松

玉金　白芥子　葦莖

脾胃

形体消瘦脉象弦耎饮食無味運化維艱此脾陽不足延久防成脹

六君加菟丝饼　炒果仁　木香

脉象弦细面色痿黄形体消瘦体质素弱以致脾胃中清陽不振是以食物少而精神困倦用温中法

異功加黄連　炒果　苡仁　佩蘭　糯稻根鬚

復方

昨用温中頗投病機但体质本虚一時難以速復仍仿前意

補中益氣湯加減

脈象弦細而數每交午後四肢微涼寒熱似瘧自覺一股冷氣上阻脾陽不運肝木上乘丹溪所謂上升之氣自肝而出自覺冷者非真冷也

六君加草果　升麻　生姜　大棗

瘧痢之後脾胃清陽未復飲食不甘精神困極

六君加草果　木瓜　穀芽　又加升麻　葛根

恙由暑溼傷脾以致中州之氣不運釀而成痢日期久延脾土不能生金咳嗆痰沫脾肺皆虚是以食物稍少而腫脹滿之症情殊屬難治姑用運通中務使胸寬進食方有轉機否則難於上岸矣

真武加陳皮　苡仁　麻谷芽　料豆皮

又四君加桂枝　附子　煨肉果　荷葉

暑濕之邪蘊久形體瘦弱大便不調肝脾氣血交虧余用甘緩鹹斂法已獲效驗但脈象尚見弦數面色浮腫未能穩許合期

理中湯加茯苓　糯米湯丸為六早服

脈象弦數形體消瘦暴日被暑濕所搏又值公事不間火邪未退元氣不得通復精神困倦面色痿黃津分不足肝陽不運橫服資生丸二十日脾宜升則健胃宜降則和其所以能升能降者全賴命門真火薰蒸腐化而後升降各得其和先生身體清閑食物少而運化遲滯腹時多痞塞脈象弦細不調豈非真氣

衰少而命火無力乎擬兩通中下之陽多年痼恙非數夕所能見功擬方呈 政

白朮 茯苓 當歸 山藥 沙苑 木香 甘草
兔絲餅 韮菜子 料豆皮 另用補火丸一服

脾胃陽微飲食不運吞酸噯腐甚則傾囊吐出數日再用溫通法病勢未見復作宜節勞節煩怡情悅性加以藥餌緩圖可也

異功加兔絲餅 茺蔚子 丁香 當歸
炒吳萸 料豆皮 薑棗為丸

內經云脾胃者倉廩之官五味出焉今則舌赤而無苔飲食全不知味甚強下咽停蓄不化豈非脾陽不運致津液不得上承

乎氣燥苦寒皆不合式惟酸甘化液庶乎可用

人參　烏梅　石斛　甘草　木瓜　佩蘭

溼

面色痿黄中脘痞悶診脈濡細少神脾陽不運水谷化溼擬補
命門之火以助脾胃
於术　茯苓　韮菜子　兔絲子　煨薑　附子
甘草　鹿角霜　料豆皮
又原方加桂枝　薤白頭
脾虛溼脹全賴真陽為之轉旋虛則溼從中生以致胸中痞塞
遍身皆黄仍用溼通法
於术　茯苓　通草　韮菜子　兔絲餅　乾薑
肉桂　桂枝　金針菜

脾居坤土而有乾健之德，其所以健運不息者，全賴中州為之斡旋，而皆升降樞機得成，則飲食之精華遂化而為精為氣為血，病之人也。否則釀成溼濁，斡運不足，胸脘飽悶，身面皆黃，延久恐成中滿。所以溼濁為主，佐以分利溼濁，仿朱丹溪先生小溫中丸用意。

小溫中去苦參　加厚朴　木香　甘草　附子

蒸餅　料豆皮　建曲打糊為丸

脈象弦澀，胸痞不寬，大便溏泄，目珠微黃，小便不爽，溼熱壅痺，防成腫脹。

胃苓加木香　建曲　雞距子　赤小豆　草果　姜皮

脈象混耎徧體皆腫濕氣滞於脾陽今晨面上微消而小便尚少仍以分利為主

白朮　半夏　艸果　滑石　中朴　茯苓皮

車前　萹蓄　薑皮

咳喘腹脹遍身皆腫診右脈全然不見一團水氣泛濫中州脾陽不運以致上下之氣渾如兩截治以運通中陽法然病勢不為淺小矣

白朮　桂枝　中朴　牛夕　車前　茯苓　乾姜

半夏　草蔻　椒目

濕熱壅於中州胃脘阻脹徧身皆腫上年曾患此症彼在壯年

此屬衰歲不可同日語也

薤白頭　桂枝　蔞皮　牛夕　沉香　車前

厚朴　腹皮　茯苓　姜皮

溼熱逆於腠理腿臂微腫膝筋不舒防成流注仿拈痛湯意

當歸　羌活　防已　木瓜　豬苓　澤瀉　苦參

甘草　葛根　桑枝　左纏藤

瘧

瘧乘於陽則惡寒陽陷於陰則發熱是以寒熱無一定之日診脈弦滑舌苔白膩入夜神識模糊皆由痰瘀壅於脾胃致陰陽逆亂而成用開降法治之

導痰湯加人參　白朮　桂枝　甘草　草果　薑汁

寒熱無一定時日熱時神識昏迷并無汗診脈左手弦滑致痰瘀壅於胃口則陰陽失循序〻成用運中所以開痰飲

二陳湯加人參　白朮　南星　菖蒲　琥珀　甘草　竹茹

脈象弦滑帶下延綿不斷天癸尚調大率痰濕困於中所以致脾土不能運化別清濁下注而成是症擬甘緩理痰佐以分利

六君加牡蠣　苡仁　南星　料豆皮

脈象沉滑胃脘之右作痛四肢皆冷此脾經中蓄積寒痰攻升降之機窒鈍一二十年之久難以杜患

附子理中加蓽撥　茯苓　白芥子　甘草　姜汁

右脈滑大胃脘痛甚不安此痰水蓄聚脾經延久有腫脹之變

真武湯加橘核　小茴　當歸　甘草　料豆皮

脈象沉滑胸口作脹痰水蓄聚於中治以開降佐以辛通

桂苓甘朮湯合二陳加薤白頭　白芥子

汗

汗歸心而作汗，汗出經年心氣必虛，是以心下怔忡頭暈眼黑

乃先天稟賦不足，延久恐成怯症，用清鎮斂攝法

生脈加茯神 棗仁 龍骨 牡蠣 白芍 甘草 浮麦

又歸脾加浮小麦

咳嗽六七年之久，嘔吐痰涎，虛汗自出，衛外之陽不固，防血溢

生脈合真武加牡蠣 兔絲子

先天素弱，氣血双虛，易於受病，秋间瘧疾之後，正氣未復，邪陷

入陰，症見盜汗，出於腹中，似脹非脹，此屬肝經不足，脾氣不和

而然，用甘酸柔緩法

人參 黄芪 當歸 白芍 首烏 牡蠣
木瓜 浮小麥 紅棗

嘈雜

脈象沉弦，心中築築然躍動，嘈雜不安，肝血不足，肝陽擾亂，症
治以此，宜象顯然。

當歸　白芍　棗仁　菊花　丹皮　甘草
茯神　牡蠣　荷葉

肝陽擾胃，嘈雜不已，甚至頭暈多汗，中陽亦虛，用甘緩法

人參　白芍　橘紅　生地　玉竹　牡蠣
茯苓　甘草　甘蔗汁

眩暈怔忡

右脈弦動左脈細濇風陽夜多致令陡然眩暈鎮攝之品原屬正用不必清肅上焦為便

羚羊　茯神　桑葉　丹皮　天麻　菊花

陳皮　蒺藜　荷葉

又原方去桑研　陳皮　加鉤丁　玉竹

液不潛陽虛陽上僭是以發時則頭暈心悸嘔吐頻頻用有類潛陽之法

四君加桑葉　丹皮　牡蠣　石決明　附子　淡菜湯煎

又六君加鉤丁　天麻　牡蠣　枸杞　煉蜜為丸

血不養肝肝陽時時動擾以致虛象百出頭暈心悸耳鳴目黑

天癸或少或多大率由產後氣血不足所致治以清補

人參　當歸　茯神　女貞子　柏子霜

牡蠣　白芍　甘草　紫石英　紅棗

又　人參　當歸　首烏　丹皮　甘草

琥珀　白芍　牡蠣　石決明　穭皮

水弱肝家虛陽上僭致魂不守舍驚悸怔忡所由作也用斂攝法

生地　棗仁　茯神　當歸　龍骨　紫石英

藥珠　丹參　牡蠣　料豆皮

復方

前用歛攝之法已獲效驗但脈象尚未收束再於前方中佐
以補澁之法

人參　當歸　棗皮　丹參　紫石英
茯神　白芍　硃砂　枣仁

胃脘腹脇諸痛

衰年不任經織之勞胸中氤氳之氣受傷不時沮痛診脈沉弦不柔不但氣道閉塞而血泣亦為之凝滯擬以和氣血之方

蘇子　杏仁　苡仁　桃仁　桔梗　胡麻

琥珀　丹皮　旋覆花　新絳

脈象弦中帶數胃脘痺痛舌苔有黃是肝脾違和客寒犯胃中焦之氣不行鬱而為痺用辛通法稍參芳香以化腐可也

半夏　茯苓　桂枝　豆豉　陳皮

川連　川朴　白芍　茯苓　姜皮

脈象弦緩胃脘之右痺痛飲食難於運化每午後寒熱似瘧脾

陽不運以致清陽不和非瘧疾也怕生腫脹
桂枝　白朮　陳皮　草果　料豆皮
茯苓　半夏　甘草　木香　藿香
胃脘當心而痛痛時冷汗出多飲食拒格固屬肝木逆胃而中
州陽氣亦復受傷用辛通泄降法
當歸　吳萸　金鈴　茯苓　花椒
白芍　香附　木瓜　甘草
胃脘當心而痛脈象弦強肝氣逆胃土受木剋幸在壯年尚可
圖治
旋代合四君　又歸芍左金加桃仁　黃芪　琥珀　新絳

脉象虚細而弦胸脇作痛甚至牽引當心飲食大減固屬肝木肆横而腎氣亦不收納以肝腎同源故也但頻年之久縱脉亦偏仍於治法之中佐以兩和肝腎並痛情不為輕小也

當歸 白术 金鈴 紅棗

白芍 香附 桃仁

素有蟲積舊恙近則胃脘痛連小腹用温通之劑痛勢已減而咳嗽又作理宜用辛潤之品但藥微涼又恐与腹痛有碍昔賢謂治脾碍肺治肺碍脾用藥大意仍以脾胃為主佐以清肅肺金

六君加紫菀 杏仁 桔梗 甘草 瓜瓣

閱病情係肝腎之氣不主收納時常作痛涂四肢之外無定不

疾督脈隸於肝腎衝脈隸於陽明久病則任脈受傷氣血不能
流暢須防失紅前用通補病勢稍減而脈象未見純和仍以前
意方加減五七劑再議
當歸　桂枝　吴萸　牛夕　鹿角霜
白芍　茯苓　肉桂　小茴　料豆皮

疝

疝偏於左脉象弦細肝經中必有積寒久則化熱昔張子和用辛香流氣佐以苦寒姑仿以爲法

左金加當歸 金鈴 梔子 丹皮 茯苓 甘草 料豆皮

又 導氣湯加肉桂 當歸 橘核 茯苓 降香 青鹽少許

又 補中益氣湯加金鈴 橘核 豬脊髓少許煉蜜爲丸

寒中下焦睾丸作痛嘔吐黃水法以溫通

吳萸理中加當歸 茯苓 橘核 金鈴 荔核

肝腎之氣不收發時則腹中痛墜治以溫通

當歸 桂枝 小茴 肉桂

白芍　茯苓　胡芦巴

疝氣偏於右畔發時有形上逆痛時或重或輕方書所謂狐疝是也甚難除根

當歸　吴萸　橘核　陳皮　茯苓

白芍　肉桂　金鈴　木香　荔核

小腹之右有形臥則入腹立則出腹方書所謂狐疝是也診脈兩手弦細張子和謂七疝皆屬肝經病但發時則上逆為嘔當臍畏寒肝濁犯胃疝難除根用泄木安土法

吴萸理中加當歸　木瓜　小茴　乳香　料豆皮　荔核

大小府

膀胱之氣不化小便閉而不行用辛開法

五苓加牛夕 黃柏 丹皮 澤瀉 木通 通草 海金沙 皂角子

診脈弦沉小腹痛墜小便久通利之權接述少腹之左堅硬隆

皮亦覺厚而不柔肝腎經中必有濕痰積濕分利之品不安緩矣

歸鬚 牛夕 元胡 茯苓 木通 兩頭尖

炮甲 澤瀉 小茴 血珀 韭菜根

經云膀胱不利爲癃不約爲遺溺小便淋瀝不爽此膀胱之氣

不化而腎失開合之權以腎爲二便之樞紐也

六君地黃加桂枝 車前 皂角子 煉蜜爲丸

遺精

昔朱丹溪先生云主閉藏者腎也司疏泄者肝也二臟皆有相火而其屬於心心為君火君火一動相火翕然從之往不交會其精亦暗流矣診脈弦大無力遺泄之弊或有夢或無夢昔人謂有夢責於心無夢責於腎而心腎之關鍵都由肝經之相火主持腎經雖閉藏必不得之數也是證作深思火動診則可作勞情診則吾未敢信也

茯神　琥珀　麥冬　白芍　柏子仁

牡蠣　蓮鬚　丹皮　芡實　建蓮

脈象弦大肝陽不平之弊人卧則魂藏於肝肝陽不潛則魂不

守舍致而成形是以夢中遺洩又加誦讀終日用心於君火亦
時相火愈益不平擬清肝安神法

當歸　麥冬　丹皮　牡蠣　太子參
白芍　丹參　茯神　蓮鬚　琥珀

診脈弦細常覺右脇之下瘀氣壅塞有夢遺精目昏髮落良由
中氣不足脾腎陽微而痰与火擾乱神明也張景岳所謂精曰
氣奪當補氣以生精今仿用之

人參　白朮　當歸　黃芪　兔絲子
茯苓　甘草　白芍　山藥　料豆皮

水不涵木相火炎上則消穀善飢怔忡多汗下則無夢遺精權

用甘緩化滋法

人參　生地　茯神　白芍　麥冬

阿膠　丹皮　甘草　牡蠣　梨汁

又　坎離丸一付

又　人參　當歸　生地　丹皮　茯神

硃砂　黄連　甘草　牡蠣　梨汁

又　附子三錢生地五錢搗丸硃砂衣勻五服鹽湯下此名霹靂散

金匱有云男子平人脈大爲勞極虛者亦爲勞独言男子者以

腎爲男子先天也今遺泄甚勤午後作熱顯係肝腎陰虧厥陰

上冒是以頭目昏暈口舌焦乾種種見症無往而非虛症之萌

權擬疏甘化陰法

人參　牡蠣　白芍　龜板　女貞子

五味　磁石　甘草　丹皮　木瓜

先天素弱水不足以涵養肝木上僭則口舌焦乾嗆咳脇痛多

夢遺精育陰和陽一定治法切宜省煩節慾爲要

生脈加牡蠣　阿膠　丹皮　首烏　茯神　甘草　陳艾

鼻淵

鼻淵許久不止額顱脊膂經者頭上氣不足腦爲之不滿耳爲之苦傾目爲之苦眩閱前方補中益氣頗佳余意再添入填精之品爲妙

補中益氣加牡蠣　熟地　黃柏　秋石

鼻淵近卅年來肺氣不宣近二年涕帶血出診脉兩關弦而不柔肝胃中蘊成痰熱致清肅之令不行用清瀉法

羚羊　梔子　貝母　連翹　活水蘆根

川連　丹皮　知母　甘草

內經謂膽移熱於腦令人辛頞鼻淵膽附於肝肝主謀慮操持

煩勞無有不激動肝火肝火一旺勝擾有餘循經上炎釀成鼻淵之症但數十年之久根株難以盡拔復涕血出清者不行由氣分漸延血分仿拔萃犀角地黄湯治之

拔萃犀角地黄加枝子　連翹　牛子　甘草　桔梗　藕節

水不涵木肝勝風火上僭鼻淵瘡恙多年常帶淡血時有腥味陰虛於下陽越於上治以鹹寒

當歸　生地　知母　澤瀉

白芍　丹皮　黄柏　秋石

復方

鼻淵瘡恙漸及鼻衄始而右孔涕出繼則左孔亦出診脈大而

無力年近花甲下元未有不虛雖覺精神如故而鼻衄多年皆係肝血不足仍擬滋陰鎮固佐以清上

生地　熟地　牡蠣　當歸　豬脊髓少許

桑葉　菊花　龜板　黃柏　甘草

肺癰

脉象弦濇咳嗽稀痰間有粉紅敗色肺素有熱外被風寒所遏防成肺癰大症

葶藶子　紫菀　桑皮　冬瓜子

金沸草　貝母　防風　絲瓜絡

肝肺熱壅咳嗽近月右脇不能安臥肺絡受傷防釀肺癰

白芨　白芍　桑皮　五味　款冬　冬瓜子

百部　甘草　貝母　牡蠣

肺癰數月膿血大出徧身皆腫咳不能臥氣血皆虛時交暑令火氣加臨恐金不能堪此火爍

紫菀 百合 茯苓 白芨 甘草 冬瓜仁
桑皮 苡仁 百部 防己 通草

咳嗽氣粗腹中作脹小便不通此肺腎之氣交虛用收納法以
防喘不能卧

都氣加沉香 腹皮 胡桃

又 河間桂苓甘露飲加木瓜 車前

舌苔黃膩小便頻數診右脈洞大左脈細而懶進飲食擬兩和
太陽陽明以腎者胃之關也

連理加桂枝 澤瀉 半夏 通草 料豆皮 姜汁

始而小便渾濁近日復帶膏淋診脈頗大濕熱蓄於膀胱仿

草薢分清飲治之

草薢分清加牛夕　澤瀉　車前　滑石　馬鞭草

脈象弦強形倦消瘦二便交阻肝血腎水皆虛攻腑氣不得流

行仿東垣通幽湯意

生地　熟地　當歸　郁李仁　蘇梗

桃仁　紅花　蒲黃　小茴香　皂子

內經云北方黑色入通於腎開竅於二陰是大小便之開闔皆

腎氣為之專司今氣濁下墜二便皆不通行惟有痛脹之勢也

非腎氣不靈而開闔為之不順乎診脈弦滑腎虛濕熱下注所

用分利佐以通拼

澤瀉 琥珀 當歸 茯苓 滑石

丹皮 辰砂 木香 甘草 皂子

內經云北方黑色入通於腎開竅於二陰茲緣起於腰痛繼則二便久爽良由腎氣不納致開合之機逆亂現在飲食甚減舌上微苔經所謂腎為胃之關關門不利致胃氣亦不下行權宗喻嘉言進退黃連湯治之

進退黃連加橘核 木香 小茴香 料豆皮

動氣

内經云乳下宗氣其動應衣 中氣泄也是氣也發源乎腎主持於肺呼出吸入皆陽氣爲之司開合者也今以情志悒鬱致陽氣不振而肝腎中濁陰上泛竊踞中焦致升降之機不利腹中窄狹虛里穴動跳不安何以溫通攝下但情志中病以致緩圖慎毋求速效傷元氣也

熟地 山藥 附子 人參 木瓜

山萸 茯苓 肉桂 磁石 金鈴

按洪範有云木曰曲直曲直作酸蓋由情懷久鬱致肝家升洩之氣不伸腹中窄狹乳下虛里穴築築然動躍口内津液皆

脘但見症祇宜調暢肝脾最忌破耗元氣非因收納法腹中似有而左脇旁亦覺牽扯仍是肝經不暢再擬舒鬱和中法

當歸　桂枝　丹皮　珀屑　紫石英

白芍　牡蠣　人參　棗仁　絲瓜絡

問病源三陰不足肝氣抑而不伸脾陽困而不振腎水少而不充以致精神困乏小腹膨滿左乳之下虛里穴旁漉漉然動躍法宜填補下焦以通陽氣然亦開鬱怡抱方可與藥石並功

熟地　枸杞　人參　磁石　蓯蓉　覆盆子　兔絲子

當歸　茯苓　肉桂　小茴　韮菜子　鹿角霜　料豆皮

三消

面赤脉弦心內作燒渴飲茶水曾吐鮮血數口接持經營肝陽

心肝陽旺則耗熱津液是以作渴證屬上消用甘涼甫上法

知母　貝母　生白芍　北沙參　粉甘草　荷葉

桔梗　花粉　鮮生地　太子參　鮮枇杷葉

形黄脉數作渴易飢小便渾濁三消大證最不易治

人參　熟地　蛤粉　生兎絲　磁石

牡蠣　萸肉　花粉　五倍子　建蓮

診脉弦濡渴飲善飢小便渾濁此係液虧挾陽熱不潛而成三

消大證最難調治

知母　肉桂　山藥　茯苓　蛤粉　料豆皮

黃柏　熟地　芡實　牡蠣　辰砂

婦女

脈象弦濇不調內熱作恍腹中脹痛甚至嘔吐酸水粘痰此肝木逆乘胃口每天癸時則脹痛加劇用舒肝調氣法

歸芎左金加金鈴　木香　甘草　丹皮　青蒿

恍熱甚於下焦腰痠腿重肝氣素虛腎氣亦虛是以天癸錯亂權於養血之中佐以固攝

當歸　枸杞　黃柏　茯神　大生地

白芍　龜板　杜仲　甘草　料豆皮

肝經血少天癸常愆期而來診脈弦細少神先天素弱氣血失滋助之權用甘酸柔潤法

人參 當歸 阿膠 牡蠣 烏鰂骨

黃芪 白芍 茯神 丹參 荷葉

又照方去牡蠣 黃芪 加白朮

脈息[illegible]而大 神倦易眠 天癸甚多 肝經有伏藏之熱 致血液不藏 血虛則生熱生痰 清靈之竅易閉 是以倦怠嗜眠 久延恐生痙厥

人參 茯苓 甘草 牡蠣 丹皮 側柏葉

白朮 丹參 川連 麥冬 石決明 煮藕湯煎

右手脈象較小 左手仍見弦滑 肝經血熱多風 是以天癸不一 蓋肝為風木之臟 肝旺則生風生火 前案中所云久延恐生痙

厥者屢此今脈象已小仍仿昔方加減

當歸　牡蠣　人參　大胡麻　甘草

勾丁　秦艽　茯神　生棗仁　童便

肝風內擾以致脾不統血天癸淋漓不斷頭暈心懸不但血液

衰少而元氣亦餒弱不振歸脾湯加減治之

加味歸脾湯

脈象虛弦心宕頭暈胸口不寬脾胃中有伏痰之甚孕將四月

正此際君火養胎之時用清降法治之

當歸　茯神　人參　太原甘草

白芍　牡蠣　霍斛　活水蘆根

又原方去茯苓　加黃芪　童便

受孕之脈三月始見此言無病之人也況夙昔多病之體則孕脈爲其所掩混合不見今已小產但氣血兩虧又若素有痞恙更宜小心調理

歸尾　肉桂　桃仁　炮薑　五靈脂

又桃仁　當歸　川芎　炮薑　小胡麻

黃芪　白朮　青皮　查肉　粉草

又當歸補血湯

脾不統血肝不藏血天癸亂而不一內熱作燒此產後未得復元延久恐成蓐勞

人參　牡蠣　當歸　棗仁　丹參　元眼肉

白朮　阿膠　白芍　五味　甘艸

崩漏近兩月來脈象弦動搏指遍身極癢血中有風致令肝不能藏血脾不能統血用甘酸斂攝法是症不為輕小也

黃芪　丹皮　人參　小胡麻

當歸　生地　牡蠣　側柏葉

右脈弦細左脈弦動血虛氣餒顯然當用酸斂法遍身之癢稍止産間經脈中之風亦平但崩漏大証最難調理所也以崩為長下而漏則氣分更虛矣

歸芪四君加牡蠣　阿膠　料豆衣

用甘緩斂攝法漏下已止脈亦較和時覺頭暈心虛氣血未復
腎脾猶宜常服之診脈亦弦天癸亂至帶下綿綿不斷氣虛久
統束之權背脈少專司之職是以腰痛脊痠頭目昏眩用鎮補
奇經法

當歸　杜仲　沙苑　鹿角霜　紫石英

汗多心虛白帶不止下焦無統束之權須防腫脹

人參　棗仁　龍骨　茯神　芡實

黃芪　柏仁　牡蠣　甘草　建蓮

血虛生風是以心亂頭昏而成痱發虛證近則偏俾痿痹此亦
血虛之中兼夾濕熱宜涼血養血為主

當歸　茯神　銀花　生首烏　苦參
白芍　牡蠣　甘草　小胡麻　浮麦

面色痿黄脉象虚细肝血固虚脾氣渙敗素昔天癸後期白帯
淋淋不斷腰痛頭暈心下空洞近日飲食大減時多嘔吐當此
長夏脾胃司權須防腫脹之變

人參　茯苓　陳皮　牡蠣　薤白頭
白术　甘草　半夏　桂枝　料豆皮
又原方加吳萸　黄連　白芍

崩漏日久奇經諸脉交傷診脉象虚细少神元氣不振有腫脹
之虞

孩兒參　白朮　半夏　茯神　禹餘糧
雲茯苓　廣皮　山藥　沙苑　料豆皮
去秋半產之後肝血久虧內風時時上僭屢致心亂頭昏肝居
剛臟屬木木強則不克脾土以腹中脹痛噯噯且風火欲上之
物血足則潛伏不動不足則擾攘清靈以致猝然暈厥今春氣
已深風木主令診脈象弦大而弦急宜清泄肝火以防痙厥
　羚羊　桑葉　當歸　生地　柏子霜
　甘艸　丹皮　白芍　麥冬　牡蠣
心痛徹背背痛徹心吞酸吐酸良由血不榮肝肝木肆橫以致
脾失統束之權天癸常不及期而至甘溫酸緩所當頻進也

歸芍四君加桂枝 木瓜 橘核 甘草 南棗

脈象虛弦形體消瘦氣血雙虛加之家務冗繁肝陰耗散厥陽動而不息頭迷屢屢小產大半在三月之間正值少陰主養胎之日陰血不充心肝之火自旺火旺則不能生物此小產之由來也現腰下常覺腹痛耳鳴頭暈不眠怔忡帶下不已天癸愆期肝腎衰於下風陽熾於上勢所必然今諸恙皆減擬以丸劑緩調然必戒怒節勞庶有向愈若則昔日之病情允今日之所餘送料也

人參 當歸 龜板 茯神 鹿角霜 杞子

阿膠 熟地 杜仲 丹皮 潼沙苑 右末煉蜜丸

復方

肝腎虛於下，風火熾於上，綿綿帶下不已，屢屢小產，心下蕩蕩然跳動不安，夜間甚於安卧，皆水不制火，火旺則不能生物，此小產所由來也。近用清鎮固真法，諸恙已減，仍用丸劑緩調，藥與前仿佛。

三陰氣血皆虧，天癸日促，帶下不已，六年不曾生育，奇經八脈受傷，何能有孕，用通補法。

當歸　杜仲　人參　龜板膠　烏賊骨　潼沙苑

熟地　茯神　阿膠　鹿角膠　桑螵蛸　建蓮

共為末，用方內三膠化為丸。

左脈虛弦腹中時痛内熱作燒天癸兩三月不来頭目昏暈脈

弦有熱致血液少生長之源若血涼血一候治法不可急於推逐

當歸　桃仁　香附　茯神　新絳　柏子霜

白芍　丹皮　木香　琥珀　甘草

素有肝氣逆胃之舊恙乘産後之虛屢行舉發發時則胸脇脹

痛嘔吐痰水冷汗淋漓不但血分大虛而氣亦復大傷耳矣用

竊之品終取快一時究非王道之治擬甘緩通降法

人參　茯苓　當歸　桂枝　金鈴　生姜

白朮　甘草　白芍　附子　烏梅

虛汗泄多。天癸適逢紅津淋清已。肝風候起氣急神迷。四肢搐固角弓反張彼時脈則細濇如無徧身清疼並冷陽氣有將脫之勢自當回護陽氣無暇治及肝風今風已平定但胸痞尚不思穀香苦能厚腸素豐體必多痰濕用苦辛開降法

二陳加黃連　乾薑　杏仁　白丁　通草　甘草　姜汁

痰

脈象弦急咳喘不能安臥面浮渾黃痰濕入內內勢用開降法

二陳加旋覆花　中朴　丁力子　白芥子　桑皮　姜汁

內經云皮毛者肺之合也皮毛先受邪氣以從其合也痰溼因伏肺氣不得下達以致喘不能臥脈滑痰溼多生痰仍從開降

麻杏二陳加中朴　款冬　葶藶子　冬紅子

甘艸　姜汁

前用開降法肺氣已平但臥時無覺氣阻痰多肺脾清氣不醒

仍用開降

二陳加杏仁○其脈上濕熱宜用益黃湯加微子郭托阮

治皆明徹了取出數來豪

痰濕內伏脾陽受困升降不靈是以徧身浮腫腹中痛脹不舒

用濕中通降法

麻黃　白朮　木香　中朴　五加皮

桑皮　茯苓　檳榔　通草　草蔻

痰濕內設身腫氣粗急脈象細促陰脫勉擬一方以俟天命

苡仁　茯苓　中朴　半夏　木香　葶藶子　冬瓜仁

痰濕為風寒所遏徧身皆腫胸痞氣粗咳逆大喘

平胃加荊芥　防風　桂枝　附子　檳榔　茯苓　薑汁

又四磨飲一服

瘄溼逼肺肺氣不主下行氣粗似喘俯不能仰屢用泄逼之剂
未見厥功旅寓不便回府為是
二陳加蘇子 杏仁 桂枝 中朴 甘艸 桔梗 葦莖
瘄病久延血虚氣餒收症多盜汗精神不振脉中有伏龍之勢
治以苦泄
當歸 川連 首烏 苦參 甘艸
白芍 銀花 牡蠣 茯神
面黄囊腫頸臉瘄瘰壘壘診脈弦數風熱夾溼治以苦泄分清
梔子 丹皮 蟬衣 萆薢 馬鞭艸
黄連 澤瀉 木通 白芷

脈象弦大帶數腫勢稍消而毛尚渾而未清兩項旁結核乃肝熱與脾熱尚存耳擬苦辛分利

梔子　川連　豬苓　木通　龍膽草　姜皮

丹皮　牡蠣　澤瀉　通草　冬瓜皮

外寒與內濕互結致身面皆腫喘咳氣粗痰帶血出膿毒逼肺防汗脱之變

蘇子　半夏　茯苓　桑皮　冬瓜仁

杏仁　陳皮　甘草　桔梗　白果